U0251081

心脏电生理解剖
实用手册

ANATOMY
for Cardiac
Electrophysiologists

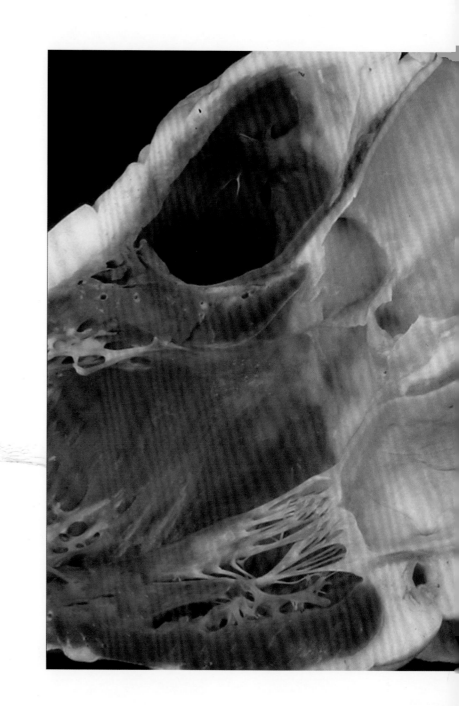

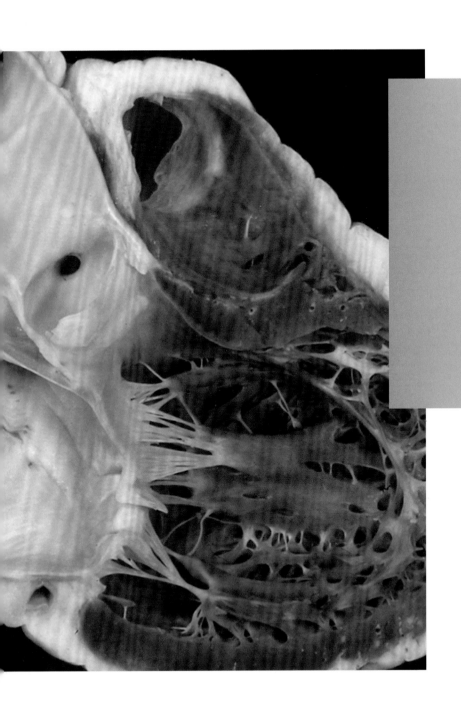

心脏电生理解剖
实用手册

ANATOMY
for Cardiac
Electrophysiologists
A PRACTICAL HANDBOOK

原　著　S. YEN HO
　　　　SABINE ERNST

主　译　吴书林

副主译　（按姓氏汉语拼音排序）
　　　　方咸宏　薛玉梅　詹贤章

译　者　（按姓氏汉语拼音排序）
　　　　邓　海　方咸宏　李　腾　廖洪涛
　　　　魏　薇　薛玉梅　詹贤章

北京大学医学出版社

XINZANG DIANSHENGLI JIEPOU SHIYONG SHOUCE

图书在版编目（CIP）数据

心脏电生理解剖实用手册 /（英）燕何，（英）恩斯特（Ernst，S.）著；
吴书林主译 . —北京：北京大学医学出版社，2014.4（2021.5 重印）
书名原文：Anatomy for cardiac electrophysiologists
ISBN 978-7-5659-0790-6

Ⅰ. ①心⋯　Ⅱ. ①燕⋯ ②恩⋯ ③吴⋯　Ⅲ. ①心脏—电生理学—
人体解剖学—手册　Ⅳ. ①R331.3-62 ②R322.1-62

中国版本图书馆 CIP 数据核字（2014）第 034615 号

心脏电生理解剖实用手册

主　　译：吴书林
出版发行：北京大学医学出版社
地　　址：（100191）北京市海淀区学院路 38 号　北京大学医学部院内
电　　话：发行部 010-82802230；图书邮购 010-82802495
网　　址：http://www.pumpress.com.cn
E - mail：booksale@bjmu.edu.cn
印　　刷：北京金康利印刷有限公司
经　　销：新华书店
责任编辑：高　瑾　　责任校对：金彤文　　责任印制：罗德刚
开　　本：889 mm×1194 mm　　1/16　　印张：16　　字数：409 千字
版　　次：2014 年 4 月第 1 版　2021 年 5 月第 2 次印刷
书　　号：ISBN 978-7-5659-0790-6
定　　价：178.00 元
版权所有，违者必究
（凡属质量问题请与本社发行部联系退换）

主译简介

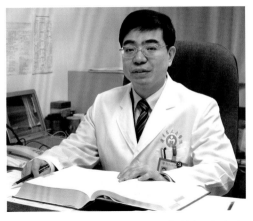

吴书林　医学博士，主任医师，任广东省人民医院广东省心血管病研究所所长。中山大学临床兼职教授，硕士生、博士生和博士后合作导师。

主要从事心血管临床和研究工作。自 1990 年开展经导管射频消融治疗快速性心律失常，至今已治愈一万多例各种心动过速患者。1999 年率先在国内应用心电三维电解剖标测技术，开展复杂心律失常（如房性心动过速、心房扑动、心房颤动和室性心动过速）电生理标测定位和射频消融临床研究。1996 年被评为广东省卫生系统"九五"期间"五个一科教兴医工程"学术和技术带头人。1998 年至 2007 年为第八、九届广东省政协委员。2001 年获国务院政府特殊专家津贴。2004 年获广东省"名医工程"项目。2006 年获国家"十一五"科技支撑课题 1 项。2009 年获全国医药卫生系统先进个人称号。2010 年获广东省五一劳动奖章。2011 年获中国心脏电生理杰出贡献奖。

近年研究成果：广东省医药卫生科技进步二等奖，广东省政府科技进步二、三等奖和中华医学科技奖三等奖共 6 项。

主编和副主编著作 35 部，在国内外学术刊物上发表论文二百多篇。

译者前言

　　我生性善忘，悠悠忽忽，不觉已过半生，却依旧清晰地记得，二十多年前第一次闯入心脏电生理世界时的心情，懵懂、兴奋、奇妙，兴之所至，常常陶醉其中。那时，中国电生理事业刚刚起步，条件比较艰苦，很多硬件如今看来有些老旧，电生理资料也很匮乏。偶得一本外文电生理专著，如获至宝，虽然全文有些晦涩，仍整日手不释卷。也正是在这段砥砺奋进的岁月里，我通读了很多与心脏电生理相关的书籍，打下了较为扎实的基础。曾几何时，我为了搞清楚各种心脏外科手术的术式，屡次向外科同事们请教，并寻找一切机会上手术台近距离观摩。在深夜的办公室，多少次我沉浸于书海，为理解了一个电生理现象而欢呼雀跃，忘却了身在住满病患的医院。

　　时光如白驹过隙，这是一个很好的时代。心脏电生理得到了迅猛发展，尤其是近十年来，许多复杂心律失常的发病机制得以明确，各种心脏导管消融术式也日趋成熟而固定，新的治疗手段和新的标测技术层出不穷，中国年轻一代的电生理医生成长很快，越来越多怀揣梦想的青年才俊为奇妙的电生理世界所吸引。

　　在临床实践过程中，使命要求我们，必须继续追求更高的治疗成功率，确保更高的手术安全性，永无止境！但是，心脏电生理知识有其固有的复杂性和抽象性。对初学者和非专业医生来说，学习和理解电生理知识是一件困难的事情；即便对于高年资的电生理医生，当心脏的解剖发生变异时，术中也时常感到困惑。所以说，即便到了日新月异的今天，掌握扎实的心脏解剖学知识，仍旧是开启电生理之门的钥匙，是进阶的基石。

我非常荣幸地得到了《心脏电生理解剖实用手册》原出版方的授权。该书由 S. Yan Ho 和 Sabine Ernst 两位著名学者联袂撰写而成，前者是英国皇家布朗普顿医院的心脏解剖学家，后者是经验丰富的临床电生理专家。作者以其渊博的学识，旁征博引，拈提各种丰富的影像解剖资料（包括腔内超声图、X 线影像图、三维计算机断层显像图、三维磁共振成像图和三维标测图），可谓集大成于一身。可以说，该书绝不是一本简单的正常心脏临床解剖图谱。从篇章结构上，作者分别介绍了心脏大体解剖、心房的解剖和心室的解剖。最为新颖的地方是，每章节的解剖知识与各种快速性心律失常疾病以及手术路径贯穿在一起，实用性很强，成文一气呵成。全书生动、直观、形象，应该是心脏电生理医生进修与接受培训的一本好书，正如本书作者所言："先看透，后操作（Understand it before you treat it）"。我们将其翻译出版，希望她能真正地引领您朝着正确的方向，脚踏实地迈过一座座大山，与患者分享成功的喜悦。

本书译者是工作在心脏电生理一线的中青年医生，既有丰富的电生理知识，也具备较强的英文功底。为确保质量，我作为主译，对全部译文逐字逐句进行了校正和修改，力求忠实原文并符合中文习惯。尽管如此，错误之处在所难免，诚望读者不吝指正。

书籍是屹立在时间的汪洋大海中的灯塔——借此言与诸位共勉。

吴书林

于 2014 年（甲午年）春

原著序

我十分荣幸受邀为此书撰写序言，此书内容甚佳，但作者非常谦虚地称它为"手册"，旨在服务于临床心脏电生理学员。实际上本书对经验丰富的心脏电生理医生也是大有帮助的。鉴于导管消融的战线已扩展到越来越复杂的病种，包括心房颤动和复杂的心房扑动，甚至不稳定的室性心动过速，电生理医生不但必须切实熟知正常解剖，还必须熟悉复杂的先天性心脏病的解剖。比如，作者在书中清楚地介绍了将左房和食管、膈神经的关系相结合的必要性，以避免在肺静脉电隔离术中损伤邻近器官。只有正确地理解这些相关解剖，才能以最小的代价换来患者最大的获益。

我们十分有幸能看到著名医生 Sabine Ernst 以及著名心脏解剖专家 S. Yen Ho 的合作，他们不仅是各自领域的专家，同时也是非常卓越的老师。本书的出版是融合介入治疗技术与心脏解剖知识的卓越起点。

十分感谢本书作者整合了临床医生进行射频消融手术的关键知识。本书所提供的解剖图令人赞叹。另一方面，本书作者通过整合心脏解剖与目前最新的影像技术为读者提供了极大帮助，这里面包括了心脏内超声、X 线影像以及三维成像，与此同时还提供了必要的示意图。

总体来说，我不仅对心脏电生理培训医生推荐本书，同时还对富有经验的电生理医生推荐本书。对本书作者的突出贡献表示由衷感谢，并期待他们未来在教育领域能有更大贡献。

Melvin M. Scheinman，MD

Professor of Medicine and Shorenstein Chair in Cardiology

University of California，San Francisco

原著前言

目前心脏科医生在二维 X 线指引下完成了越来越多的复杂电生理手术。虽然一些简单的介入操作如单腔 / 双腔起搏器植入术或室上性心动过速消融术并不一定需要三维系统的指导，但心脏结构的三维图像能为较复杂的手术带来帮助。对于电生理的初学者来说，初学心脏结构恐怕会感觉晕头转向，许多人甚至觉得是难以逾越的困难。一些稍有经验的术者懂得如何辨认心脏的典型部位，也能够操作导管到位靶点，但仍有一些细节和变异甚至会让专家感到棘手。

这本手册的主要目的是帮助大家理解与介入导管操作中会涉及的常见部位有关的正常心脏结构，尽可能地从标准投射体位说明如何辨认一些关键的特征，以参照理解在 X 线下难以看到的心脏。虽然传统的 X 线可提供大多数影像资料，但新兴的三维影像如计算机断层显像（CT）、磁共振成像和（心腔内）超声以及三维标测系统的图像等均有助于定位。读者可以从心脏大体结构和邻近器官起始，跟着笔者的思路在心脏中畅游一程。每个章节都从心律失常和电生理的视角入手，结合解剖特征，从室上性心动过速起始，途经心房颤动，最后到室性心律失常。本书的任务一方面为电生理学员进入导管室实际操作提供相应的基础知识和简易参考，另一方面也为有基础的电生理医师继续教育使用。最后的两个章节，我们加入了最常见的先天性心脏畸形及棘手问题的解决方法，后者的内容未为详尽，但可为电生理手术实际操作带来些许提示。

虽然电生理当下是侵入性心脏病学中最具挑战性及有趣的一个领域，却尚未作为常规的学习内容。学习电生理时最重要的概念是"先看透，后操作"。要想"先看透"，心脏解剖尤为重要，当存在不利的心脏解剖情况时，即使是简单的心律失常也可能成为难啃的硬骨头。

俗话说"教学相长"，我们在教授学员和培训医生的同时，也受益于他们的讨论，而这对我们撰写此书颇有帮助。我们衷心希望此书能在一定程度上为电生理操作的安全保驾护航，同时能够对术者畅游心脏和享受电生理手术的过程带来些许便利！

Siew Yen Ho   Sabine Ernst

Royal Brompton and Harefield NHS Foundation Trust

January 2012，London，UK

原著者简介

S. YEN HO，PhD，FRCPath，FESC，心脏形态学教授，英国伦敦皇家布朗普顿医院的心脏形态学专家。Ho 教授是结构正常心脏解剖、心脏传导异常及先天性心脏畸形等方面的专家。她是国际知名的发言人和讲者，曾正式发表近四百篇文章，参加教科书中 100 个章节的编写并出版 8 本著作。她目前在 *Asian Cardiovascular and Thoracic Surgery Annals* 杂志及 *Journal of Cardiovascular Electrophysiology* 杂志编辑部任职，并且是"发育、解剖和病理学"欧洲工作小组的主席。

SABINE ERNST，MD，PhD，FESC，英国伦敦皇家布朗普顿医院的电生理学科带头人及心血管顾问。作为导航消融技术的先驱者，Ernst 医生在临床方面主攻方向是复杂心律失常的消融术，重点致力于心房颤动、室性心动过速及复杂先天性心脏病的消融术。她目前在 *Journal of Interventional Cardiovascular Electrophysiology* 杂志和 *Europace* 杂志编辑部任职，担任 *Heart* 杂志副主编，并曾在已出版的心脏病学和电生理学方面的教科书部分章节中担任共同作者。

目　录

心脏解剖与影像概述

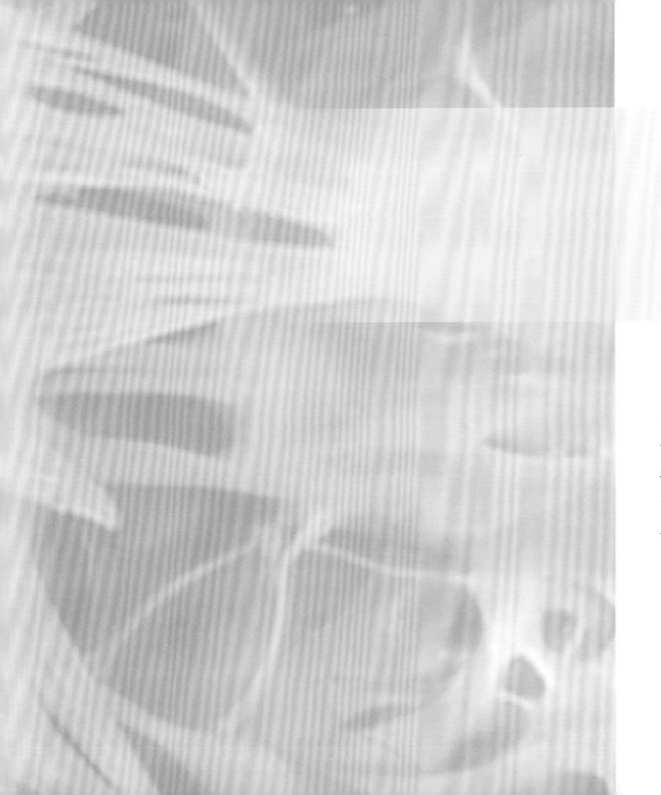

1

心脏大体解剖

随着近几十年来心律失常介入技术的发展，电生理医生需要对心脏解剖有充分的认识，以避免或减少介入操作的并发症，同时也为某些心律失常的基质提供解剖背景，有助于优化介入策略和器械选择。

　　本章节主要介绍结构正常的心脏的大体解剖，重点介绍心脏各腔室之间的空间关系和与心脏介入相关的毗邻结构，而未深入介绍各腔室的具体结构。后面的章节将会针对某些心律失常详细介绍相关的心脏各腔室、间隔和传导系统。本章节将介绍冠状静脉、左右心房之间的连接、脂肪垫，这些内容与心律失常介入有关，而在其他章节中将不再涵盖。

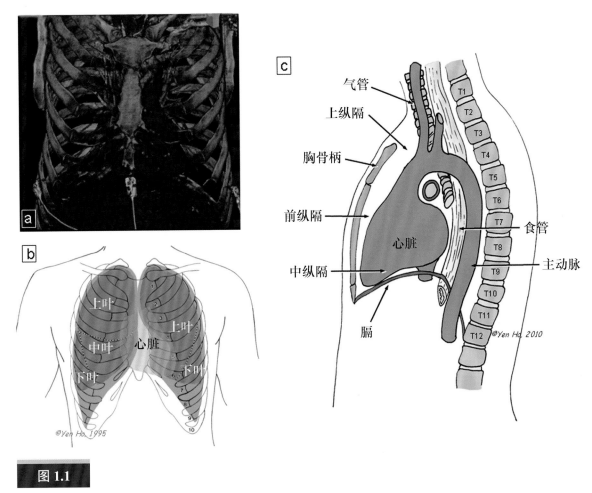

气管

上纵隔

胸骨柄

前纵隔

心脏

中纵隔

膈

食管

主动脉

T1 T2 T3 T4 T5 T6 T7 T8 T9 T10 T11 T12

上叶

上叶

中叶

心脏

下叶

下叶

心脏及其毗邻结构

　　我们应结合心脏的位置及其毗邻结构来了解其解剖。虽然心脏的位置存在个体差异，但在总体上是一个纵隔内器官，其2/3位于胸骨中线左侧，1/3位于胸骨中线右侧（见图1.1）。心脏位于两肺之间，较靠近胸部前方而非背部。其前表面是右室，隔着纤维心包紧贴胸骨后方。

图 1.1

（a）图是胸部CT扫描三维重建的前后位（anteroposterior，AP）图像。（b）和（c）图分别显示AP位和左侧位所见的心脏位置

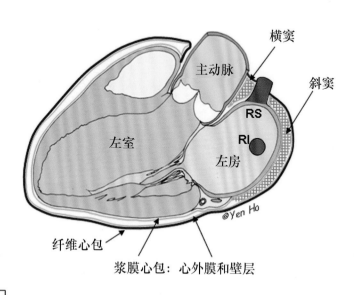

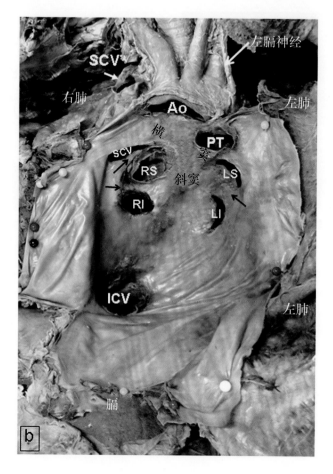

图 1.2

（a）图显示包裹着心脏的纤维心包及斜窦、横窦。（b）图为移除心脏后从前面所见的
位于各静脉之间的"窦"和隐窝（小箭头所示）。Ao= 主动脉；ICV= 下腔静脉；LI、
LS、RI 和 RS 分别代表左下、左上、右下和右上肺静脉；SCV= 上腔静脉；PT= 肺动脉干。
以上图片由西班牙的 Damian Sanchez-Quintana 教授提供

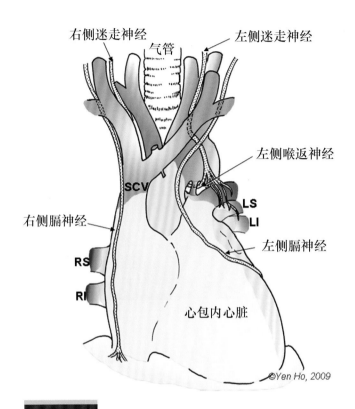

右侧迷走神经 左侧迷走神经

气管

左侧喉返神经

SCV

LS
LI

右侧膈神经

左侧膈神经

RS

RI

心包内心脏

©Yen Ho, 2009

图 1.3

膈神经在纤维心包表面沿着心脏两侧下行。LI、LS、RI 及 RS 分别代表左下、左上、右下和右上肺静脉；SCV= 上腔静脉

心底部位于第五到第八胸椎前方。胸膜和肺前缘将心脏的前面和侧面与胸壁分隔开来。纤维心包包裹着心脏，将其与邻近结构分隔开来（见图 1.2）。

心包是个纤维囊袋，隔离心脏表面和邻近结构。心包外面走行着左、右膈神经及与其伴行的心包 - 膈血管，后者是内乳血管的分支（见图 1.3）。在心包 - 膈神经血管束周围的脂肪厚度有明显的个体差异。膈神经下行，在心尖后方进入横膈。右侧膈神经靠近上腔静脉和右上肺静脉，而左侧膈神经靠近左心耳和左室（详见第 2 章）。

在进行有创电生理检查时，可用高强度电流起搏膈神经（出现呃逆）的方法来确定膈神经的走行。用三维标测系统的彩色点定位膈神经后，可清楚地显示其与右肺静脉开口的三维关系（见图1.4）。

在大体标本上，可清楚地看到食管和左房后壁及后下壁的毗邻关系（见图1.5）。超声心动图医师利用这个解剖关系，可测量左心耳和肺静脉内的血流速度。食管可靠近右肺静脉开口或左肺静脉开口，或者位于两者之间。在纤维心包和食管壁之间有纤维脂肪组织，内含食管动脉、食管周围迷走神经丛以及淋巴结。

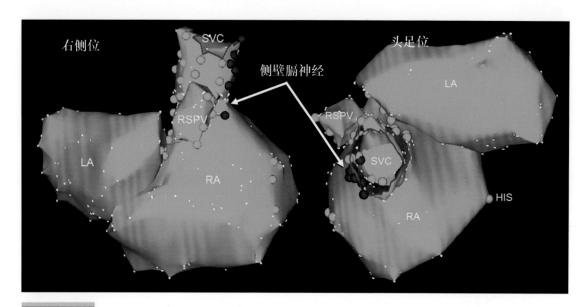

图 1.4

在右房（RA）的三维解剖图上红点指示用高强度电流起搏定位的位于右房表面的膈神经（PN）的位置。绿点为起搏未夺获膈神经的位置。注意膈神经与上腔静脉（SVC）及右上肺静脉（RSPV）之间的位置关系，存在个体差异。HIS=HIS束电极；LA=左房

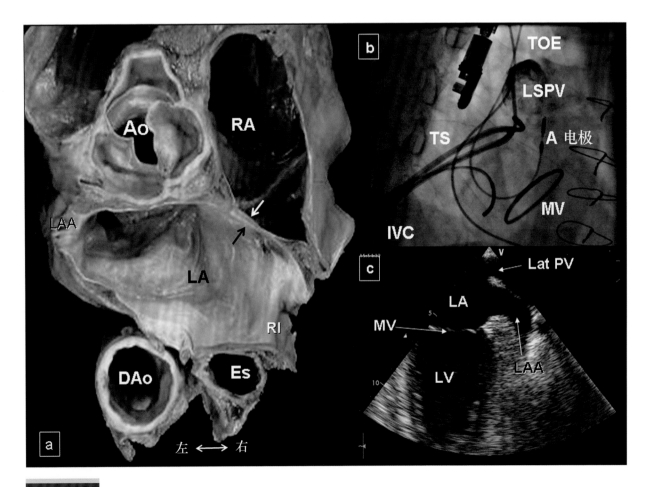

图1.5

（a）图为心脏横切面，显示食管（Es）、降胸主动脉（DAo）与左房（LA）后壁的关系。箭头之间为房间隔面，主动脉瓣（Ao）位于心脏中央。（b）图显示右前斜位（RAO）食管超声探头（TOE）与经左上肺静脉（LSPV）造影显影的 LA 之间的关系。此患者曾接受过二尖瓣（MV）修补术及双腔起搏器植入术，且有明显的脊柱侧弯，上述因素使其房间隔穿刺鞘（TS）发生移位。（c）图是二尖瓣和左心耳（LAA）的 TOE。IVC= 下腔静脉；lat PV= 外侧肺静脉；LV = 左室；RA= 右房；RI= 右下肺静脉

充分了解食管和左房的位置关系，是减少心房颤动消融并发症中的食管心房瘘和因损伤膈神经造成胃肠动力不足的关键所在（见图1.6和图1.7）。降主动脉的位置通常比较靠后，因此与左房有一定距离，但在部分患者中，降主动脉可能靠近左下肺静脉口。

纤维心包囊袋的下壁与膈面胸膜相连，且这部分的2/3均位于中线左侧，与心脏在胸部的位置相当。因此，紧贴心脏下方的这部分膈肌主要靠近肝左叶及食管腹段，而靠近心尖的膈肌与胃底重叠。下腔静脉在中线偏右穿过膈肌，食管在中线偏左穿过膈肌，而主动脉几乎是在中线上穿过膈肌。随着食管穿过膈肌的是迷走神经主干和左侧胃动静脉及其分支（图1.7）。

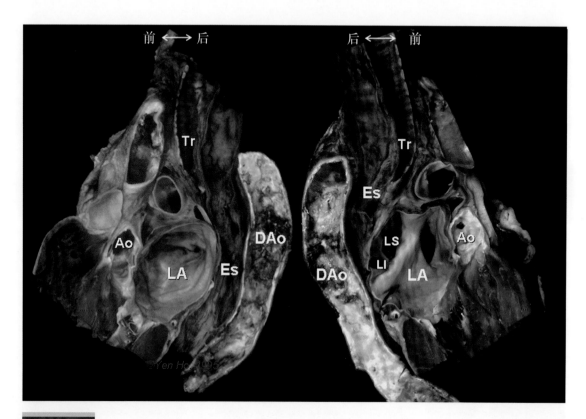

图 1.6

此为心脏纵切面，可见食管（Es）沿着左房（LA）后下壁弯曲下行。图右半部分显示毗邻左房左后部的降主动脉（DAo）。Ao= 主动脉瓣；LI 和 LS= 左下肺静脉和左上肺静脉；Tr= 气管

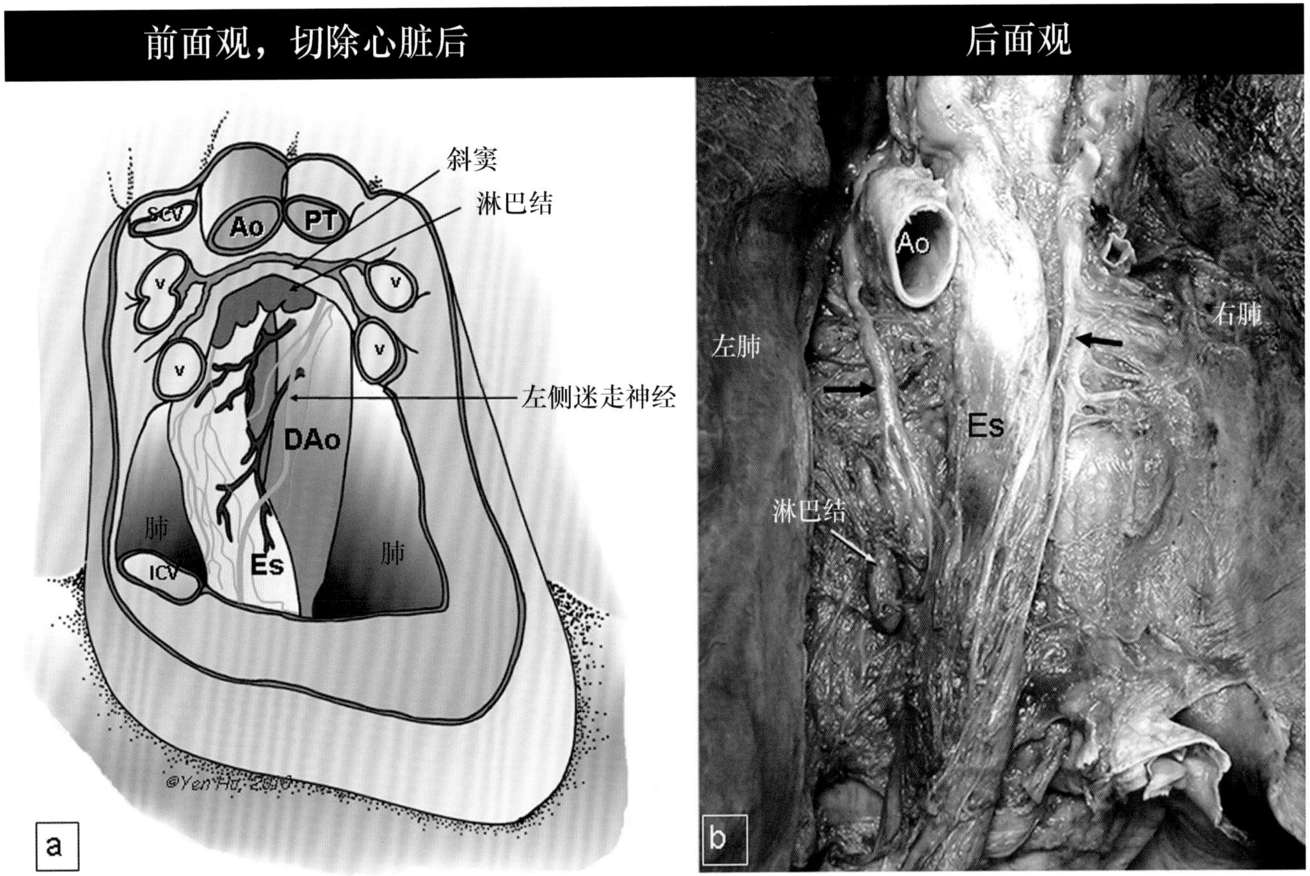
前面观，切除心脏后
后面观
SCV
Ao
PT
斜窦
淋巴结
v
v
v
v
左侧迷走神经
DAo
肺
肺
ICV
Es
@Yen Ho, 2010
a
Ao
左肺
右肺
Es
淋巴结
b

图 1.7

（a）图示意前后位（AP）上切除了心脏和纤维心包后壁的心包腔，显示左侧迷走神经走行，在食管前方延续成食管周围神经丛。Es= 食管；Ao= 主动脉瓣；DAo= 降主动脉；ICV 和 SCV= 下腔静脉和上腔静脉；PT= 肺动脉干；v= 静脉。（b）图显示后前位（PA）上食管位置及其与迷走神经（箭头所示）关系的大体标本。以上解剖图和照片由西班牙的 Damian Sanchez-Quintana 教授提供

心脏各腔室、瓣膜和间隔的位置关系

切除纤维心包后从前面观察心脏，可见心脏各房室有所重叠，右房、右室位于左房、左室的前面。心脏正面轮廓近似梯形，上缘明显短于下缘。梯形左上角和右下角之间的连线代表心室底部，并依次排列着心脏的四个瓣膜，从左上到右下分别是肺动脉瓣、主动脉瓣、二尖瓣和三尖瓣（见图1.8）。理解正常心脏解剖的关键，在于明确主动脉瓣位于心脏中心，与四个腔室均很靠近。肺动脉瓣是四个瓣膜当中位置最高的，几乎呈水平状位于第二和第三肋软骨之间。主动脉瓣口在肺动脉瓣的右后方成一定角度倾斜于其下。三尖瓣开口与肺动脉瓣开口有一定距离，而主动脉瓣

开口和二尖瓣开口则比较靠近。三尖瓣环和二尖瓣环没有重叠，在间隔面的附着处，前者比后者更靠近心尖。房室交界区位于三尖瓣和二尖瓣之间的肌性室间隔基底部，被右房和左室夹在中间。

右心缘位于胸骨右侧，或垂直或略倾斜，几乎全部由右房构成，上腔静脉和下腔静脉分别在上下方与心脏右缘连接。心下缘几乎呈水平状"躺"在膈肌上，主要由右室构成。左心缘下半段由左室构成，上半段向上与心上缘相连，主要由肺动脉干构成。心上缘主要由两条大动脉干构成，肺动脉绕到主动脉的左侧。由于左房是4个心腔中最靠后的一个，从正面很难看到其外形。左心耳环绕于肺动脉主干的边缘，形成左心缘的一部分。

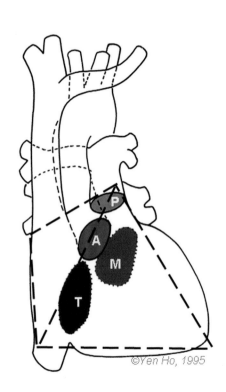

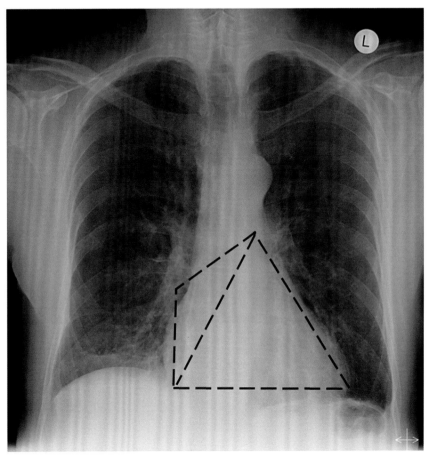

©Yen Ho, 1995

图 1.8

（a）图显示前后位（AP）4 个心脏瓣膜的位置和平面，心缘呈梯形。（b）图是前后位
胸部 X 线片。A、M、P、T= 主动脉瓣、二尖瓣、肺动脉瓣和三尖瓣

右房和左房均位于相应心室的右边。从正面看,右房位于右前方,左房位于左后方(见图 1.9)。因此,房间隔所在的平面与矢状面成一定的角度。左房前面和右房内侧壁位于主动脉根部之后,心包横窦将它们和主动脉根部分隔开来(见图 1.5)。左房后壁位于气管分叉之前,食管和纤维心包将心脏与气管分隔开来。肺动脉在左房前上部的水平分为左肺动脉和右肺动脉。左右心室位于相应心房的左前方,左室尖构成了心尖部。房室沟是房室交界的标志,覆有纤维脂肪组织及冠状动脉的主要分支(见图 1.10)。右室紧贴胸骨后方,位于左室前方。从心下缘起始,右室呈弧状覆盖在左室上方,从室间隔也可以看出这一弧形。以上排列形成了正面观右室流出道重叠并跨越左室流出道的位置关系,这是消融流出道时需要注意的一个重要因素(见图 1.9)。关于流出道的具体结构详见第 9、

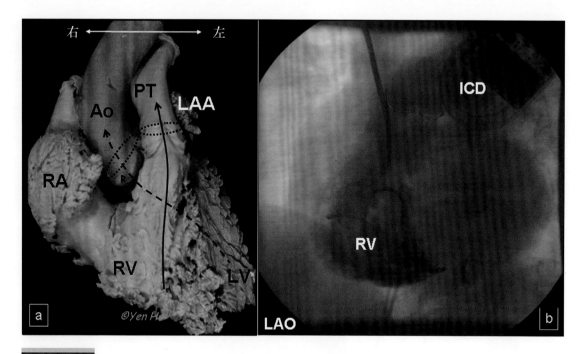

图 1.9

(a)图显示了近似前后(AP)位的心内膜心腔,椭圆形虚线示意主动脉瓣(Ao)和肺动脉瓣(或肺动脉干,PT)的平面与角度。右室(RV)流出道(实线箭头所示)位于左室(LV)流出道(虚线箭头所示)的前上方并与之交叉。主动脉根部位于心脏的中间。LAA=左心耳;R=右侧冠状动脉起始部;RA=右房。(b)图是左前斜(LAO)位右室造影,该患者曾安装埋藏式心脏复律除颤器(ICD),红线示意肺动脉瓣

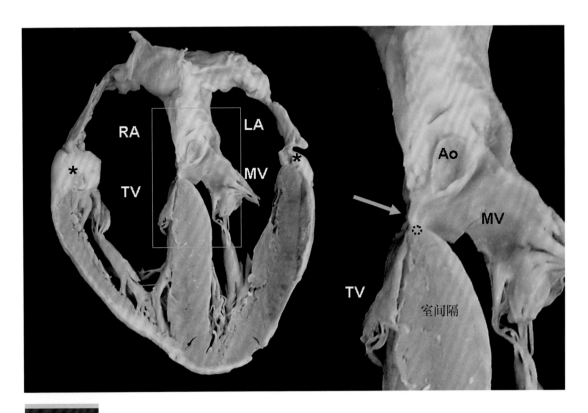

此为包含主动脉根部的四腔心切面。房室沟（星形所示）是心房和心室的分界。右侧放大图箭头所示为膜部室间隔，位于主动脉瓣（Ao）与肌部室间隔嵴部之间。圆圈所示为房室传导束所在的位置。LA 和 RA= 左房和右房；MV 和 TV= 二尖瓣和三尖瓣

10 章。肺动脉干在主动脉左上方分为左右肺动脉干，右肺动脉向右经过左房前上壁，并穿过升主动脉后方及主动脉弓下方的空间。

虽然心脏的间隔主要为肌性，但也有一小部分由较菲薄的纤维组织构成，即为膜部间隔（见图 1.10）。在间隔右侧面，三尖瓣附着于其上形成三尖瓣环，后者将膜部间隔分隔为房室部和室间部。膜部间隔连接右侧纤维三角，形成心脏的中心纤维体，后者是 Koch 三角的顶点。膜部间隔是寻找房室传导束的解剖标志（详见第 5 章）。主动脉瓣的边界位于膜部间隔，其右冠瓣和无冠瓣瓣叶交界区即为膜部间隔的位置。在右侧间隔，三尖瓣隔瓣和前上瓣的交界区也在膜部间隔附近。

心房间连接

除了房间隔之外，在房间隔周围的心外膜下也存在心房间的肌性连接。最突出的心房间连接是 Bachmann 束（见图 1.11）。Bachmann 束是连接右房前壁和左房前壁的宽带状心肌，它跨过房间沟前方，在左右两端各分成两支。Bachmann 束无纤维鞘包绕，而是与心房壁混合，其右上支向上腔静脉 - 右房开口附近的窦房结延伸，右下支混入右房的前下壁。Bachmann 束的左侧围绕在左心耳颈部。Bachmann 束内的心肌纤维与终末嵴的心肌纤维相似，都是纵向有序排列的。还可见许多小的心房间连接，这是形成大折返的基础，有一些将右肺静脉和上腔静脉肌袖与左房连接起来。有些人心房的后下部有较宽的纤维，将左房和右房的腔静脉间区域连接起来，这是窦性激动向后突破的基础（见图 1.12）。

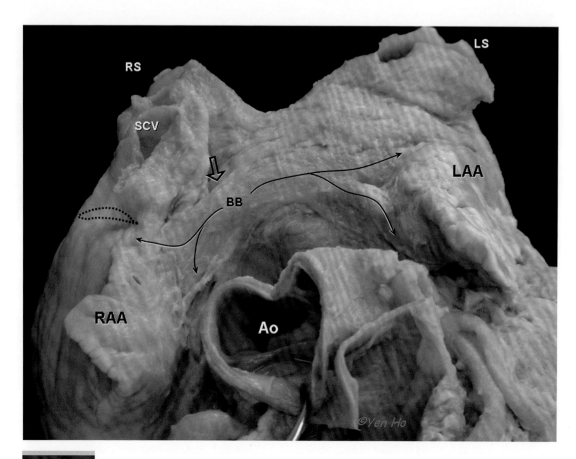

图 1.11

心脏前面观，主动脉瓣（Ao）被向前牵拉，显示心房前壁跨越房间沟（空心箭头所示）的 Bachmann 束（BB，细线箭头所示）。虚线表示窦房结所在部位。LAA 和 RAA= 左心耳和右心耳；LS 和 RS= 左上肺静脉和右上肺静脉；SCV= 上腔静脉

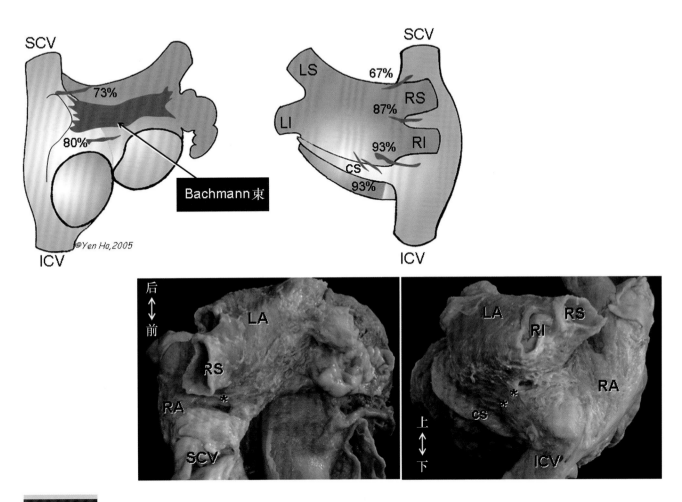

@Yen Ha,2005

图 1.12

Bachmann 束并非心房间的唯一连接，其他部位还有大小不同的连接。上排图为心房的前位和后位观，百分数代表在 15 个心脏标本中所统计的相应部位的心房间连接的比例（Ho SY，Sanchez-Quintana D，Cabrera JA. J

Cardiovasc Electrophysiol. 1999；10：1525-1533）。大体标本显示心房的心外膜下心肌结构，左图显示位于左房（LA）前壁和右房（RA）腔静脉间区域的房间肌束（星号所示）。右图显示位于 LA 下壁和 RA 靠近

下腔静脉（ICV）开口区域之间的宽房间束（两个星号）。CS= 冠状窦；LI 和 RI= 左下肺静脉和右下肺静脉；LS 和 RS= 左上肺静脉和右上肺静脉；SCV= 上腔静脉

在心房下方，还有一些从左房壁发出的心肌桥与冠状窦壁相连（见图 1.13）。冠状窦本身具有不同程度的肌袖组织，到其远段的心大静脉内逐渐消失。在萎缩的 Marshall 静脉与左房之间也有纤细的心肌桥连接。

冠状静脉系统

心肌静脉的回流或是经过直接开口于心腔的细小的 Thebesian 静脉，或是大部分经过较粗大的冠状静脉系统，后者汇集了约 85% 的静脉回流。冠状静脉系统的主要分支有心大静脉、心中静脉和心小静脉（见图 1.13）。心大静脉和心中静脉分别伴行于冠状动脉的前降支和后降支，引流入冠状窦。心大静脉沿左侧房室沟上行，并在左心耳覆盖下紧靠冠状动脉回旋支。在心大静脉与冠状窦交汇处，纳入左室钝缘支和下壁的分支，以及来自左房的静脉（见图 1.13）。左室静脉的分布、走行和管径的个体差异很大。在使用左室静脉放置起搏电极或消融其附近的心外膜室性心动过速时，需注意附近有位于心包内的左侧膈神经（见图 1.14）。虽然冠状静脉比冠状动脉的位置表浅，但两个系统之间的交叉也不少见。在浅表静脉内操作导管或导丝时，需注意远离心室壁的静脉游离壁是很菲薄的，并且无心肌保护。

心大静脉和冠状窦的交点是退化的 Marshall 静脉入口（也称左房斜静脉），如果此静脉保持开通则为永存左上腔静脉，经冠状窦直接开口于右房（详见第 11 章）。它沿着左心耳和左上肺静脉之间的心房心外膜下行（见图 1.13）。如果没有 Marshall 静脉及其残端，Vieussens 瓣即为冠状窦和心大静脉交点的解剖标志。在 80% ~ 90% 的心脏中，此瓣是非常菲薄的，并可妨碍导管深入（见图 1.13）。通过 Vieussens 瓣后，心大静脉显著弯曲，又有 20% 的病例导管受阻于此。心大静脉和冠状窦交点的另一个标志是围绕冠状窦的肌袖消失。个别患者的肌袖可继续在心大静脉内延续达 1cm。肌束和肌袖纤维可继续延伸到左房壁，也可跨过附近的冠状动脉外壁（见图 1.13）。

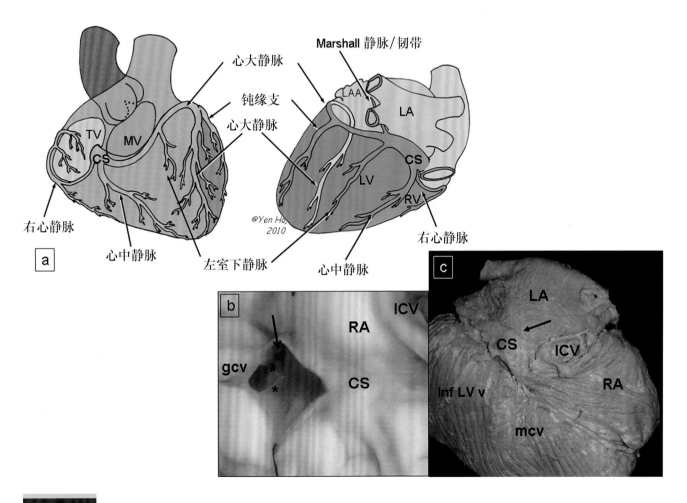

图 1.13

（a）图以前后位（AP）和近似后前位（PA）显示冠状静脉系统。（b）图为近似 PA 的特写，冠状窦（CS）和心大静脉（gcv）的交界处有菲薄的 Vieussens 静脉（星号所示），

靠近 Marshall 静脉入口。（c）图也以相似的角度观察心中静脉（mcv）和左室下静脉（Inf LV v）。箭头指示在 CS 和左房壁之间存在心肌连接。ICV = 下腔静脉；LA

和 RA= 左房和右房；LAA= 左心耳；LV 和 RV= 左室和右室；MV 和 TV= 二尖瓣和三尖瓣

心中静脉在靠近冠状窦口处汇入冠状窦。有时心中静脉也可直接汇入右房，开口于冠状窦口旁，因此偶尔冠状窦电极可进入心中静脉。心中静脉在心脏的中央走行于右侧冠状动脉的表面，它有时是消融下三角区房室旁道的入路。在很罕见的情况下心中静脉可扩张，如同冠状窦憩室一样（详见第5、6章），此时其血管壁上可存在肌袖，有构成房室旁道的潜在可能性。

心小静脉（或心右静脉）汇集右房和右室下壁分支后经过右侧房室交界区，开口于冠状窦口右侧或心中静脉。如有锐缘支（Galen 静脉）汇入，心小静脉则较粗大。还有一些其他的来自右室前壁和锐缘支的静脉，直接汇入右房。在个别心脏中，前壁的静脉可在右房壁内汇成"静脉丛"。同样，静脉丛外面的肌袖在静脉经过房室沟时也可形成房室旁道。

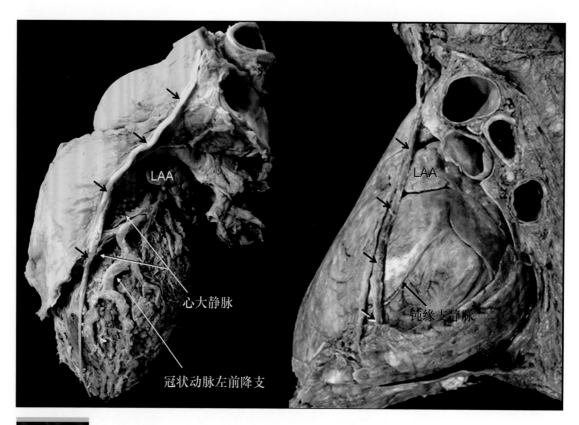

图 1.14

以上两图显示左侧膈神经（小箭头所示）和心大静脉及钝缘支静脉的位置关系。LAA= 左心耳。以上图片由西班牙的 Damian Sanchez-Quintana 教授提供

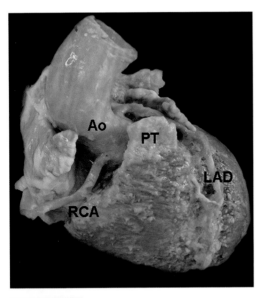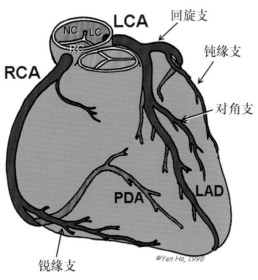

图 1.15

此为心脏正面观的解剖图和示意图，显示几条主要的冠状动脉。Ao= 主动脉瓣；LAD= 左前降支；LC、NC、RC= 左冠窦、无冠窦和右冠窦；LCA 和 RCA= 左冠状动脉和右冠状动脉；PDA= 后降支；PT= 肺动脉干

冠状动脉系统

从 Valsalva 窦发出两条冠状动脉，并根据这两条血管的起源和走向，将相应的两个主动脉窦分别命名为左冠窦和右冠窦，另外一个没有发出冠状动脉的主动脉窦称为无冠窦（见图 1.15）。无冠窦的位置最靠后，在心房之前。冠状动脉的开口靠近或者就在 Valsalva 窦与升主动脉管壁交界处或其上方。右冠状动脉发自右冠窦，几乎呈垂直下行，很靠近室上嵴，而后者是构成右室顶部的肌性结构，右冠状动脉在该处发出圆锥支供应右室。在 55% ～ 60% 的个体中，右冠状动脉也发出心房支供应窦房结。右冠状动脉在右侧房室沟的心外膜脂肪组织中穿行，发出锐缘支，然后向后转折走向位于心脏中央的室间沟，形成后降支。在大约 90% 的人中，右冠状动

脉可在后面沿着左侧房室沟走行，供应左室下壁，这种情况称为冠状动脉右侧优势型。右冠状动脉多数情况下也发出房室结动脉。

从左冠窦发出后，左冠状动脉（左主干）即向下走行于左心耳和肺动脉干之间。左主干通常在开口 1cm 后分成左前降支和左回旋支。前降支和后降支的命名是根据解剖命名的，当我们将心尖作为支点将心脏逆时针旋转时，可见前后室间沟分别位于心脏中线的前后方。心脏在正常位置时，可见前降支走行于前室间沟上方，后降支走行于后室间沟下方。前降支的主要分支包括对角支、穿隔支和圆锥支。对角支供应左室前壁，圆锥支供应右室流出道，而穿隔支则穿入室间隔内。若窦房结动脉从左回旋支发出，则走行于左房前上壁，罕见走行于后壁。在大多数人中，环绕左侧房室交界的左回旋支发出钝缘支供应左室。仅在 10% 的人群中，左回旋支可向后

走行于后室间沟形成后降支，并发出房室结动脉。

脂肪垫和心脏神经

心脏外神经起自纵隔，在浆膜层心包包绕的心底大静脉、肺动脉干和主动脉处进入心脏。动脉附近的神经主要分布于心室，而静脉附近的神经同时分布于心房和心室，各分支之间彼此交互。位于主动脉和肺动脉干之间的纵隔神经有数个分支与主动脉根部和左房上部相连（见图 1.7）。心脏拥有一些心外膜神经丛的节样亚丛，由 6～10 组神经节组成，一半分布于心房，另一半分布于心室。偶尔可见神经节位于其他部位心房和心室心外膜。节样神经亚丛通常分布于心外膜表面的脂肪垫内。

心房脂肪垫位于房间沟内、腔静脉心房交界区，以及肺静脉与左房壁交界区附近（见图 1.16）。在肺静脉和左房交界区

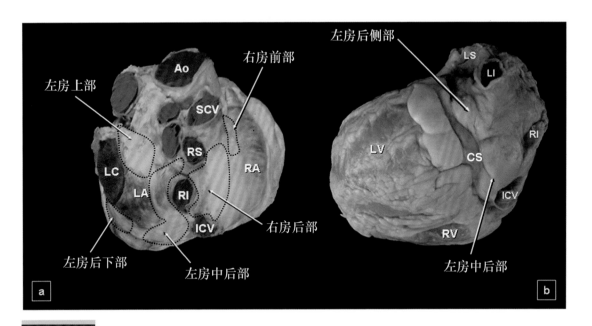

分布着肾上腺素能和胆碱能神经纤维。神经亚丛中的神经节之间有纤细的神经连接，相邻的神经亚丛中的神经节之间也有连接，从而形成心外膜神经网。穿入心肌的神经逐渐细化，不再有神经节。在心肌内，心外膜侧的神经较心内膜侧多。▫

图 1.16

有 5 个心房脂肪垫包含节样神经丛，每个脂肪垫的位置均有两种命名。（a）图为从心脏右后方看，以点线划分出脂肪垫所在区域，相邻脂肪垫可彼此融合。（b）图为从心脏左下方看。Ao= 主动脉瓣；CS= 冠状窦；ICV 和 SCV= 下腔静脉和上腔静脉；LA 和 RA= 左房和右房；LC= 左冠状动脉窦；LI、LS、RI、RS= 左下肺静脉、左上肺静脉、右下肺静脉和右上肺静脉；LV 和 RV= 左室和右室

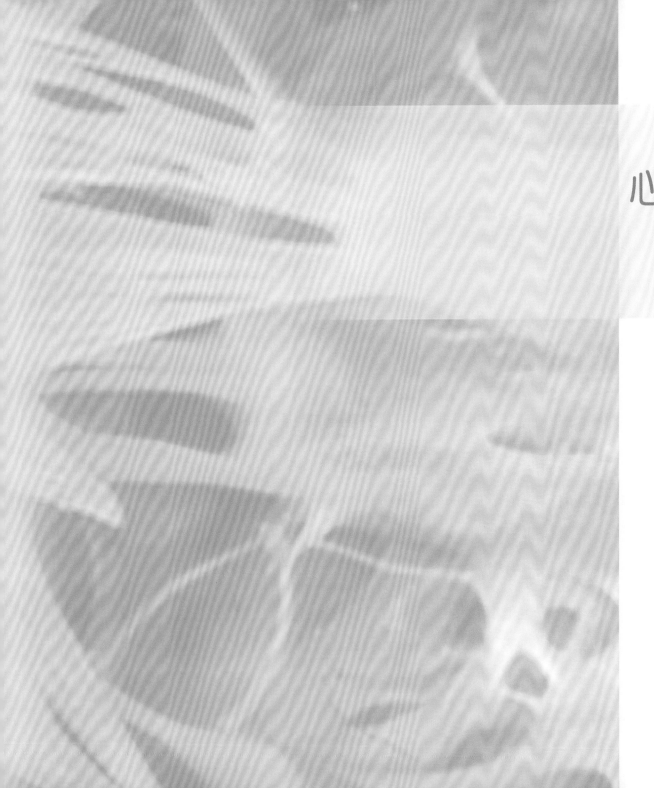

2

心脏的毗邻结构和
附近的易损部位

电生理医生应当熟悉心脏的毗邻
结构，以避免术中损伤它们。了解这
些结构的经典解剖位置有助于术中确
认它们的具体位置。

食管

心房食管瘘是电生理医生在心房颤动消融术中最害怕的并发症，因为往往可致命。穿孔可发生在术后数天或数周，这种情况是食管壁或食管动脉的亚急性损伤（见图 2.1）所导致的炎症反应。

食管起自颈部，在后上纵隔沿着脊柱前方下行。食管上段位置略微偏左，位于气管和脊柱之间。然后在主动脉弓右后方的后纵隔下行，经过胸部降主动脉的右侧。它在心脏后方与位于左房后下壁及左房与肺静脉交界区之后的纤维心包紧密伴行。再往下，它向左前方弯曲，贴着左房后下壁（见图 1.6）下行，在第十胸椎水平穿过膈肌。在非扩张的状态下，食管肌壁是收缩塌陷的。在做吞咽动作时，食管会有侧向运动，时而靠近左房后壁中间，时而靠近肺静脉和左房交界区（见图 2.2）。在左

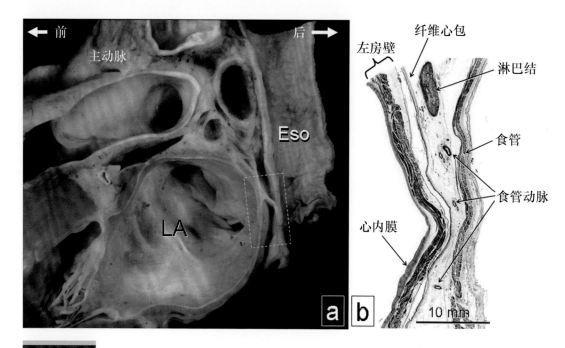

图 2.1

（a）图为通过左房（LA）和食管（Eso）的心脏纵切面的大体标本，（b）图为（a）图中长方形虚线区域的组织切片。在纤维心包和食管前壁之间有食管动脉

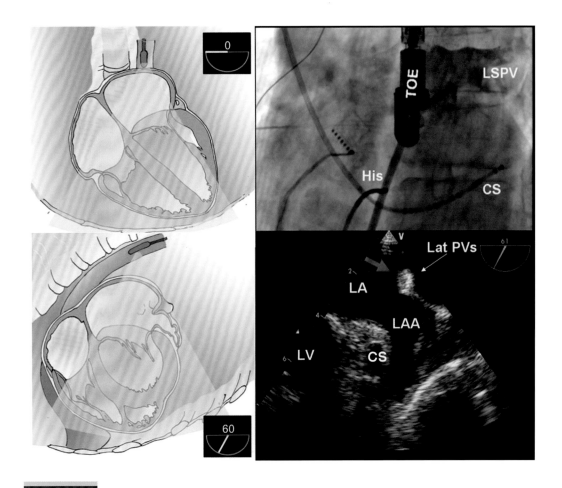

房后壁的纤维心包与食管前壁之间的区域有内含淋巴结、迷走神经分支和食管动脉的脂肪垫。食管动脉起自胸主动脉前方，在食管外面形成动脉链。

膈神经

膈神经是一个常被忽略但又非常重要的心外膜结构。右侧膈神经损伤是冷冻球囊肺静脉隔离的一种常见并发症，左侧膈神经则在心脏再同步化治疗（CRT）中放置左室电极时易受损。在膈神经附近放置标测导管并给予高强度电流刺激，有助于定位相应的膈神经。低频刺激膈神经附近可引起不自主的膈肌收缩（呃逆）。可用彩点在三维图上标识这些部位（见

图2.2

左排图为经食管超声心动图（transesophageal echocardiography，TOE）以0°（上图）和60°角（下图）观看心脏的示意图。右下图为一例心房颤动消融术前以60°角探查的超声影像，箭头所指为左心耳（LAA）与侧方肺静脉之间的Coumadin嵴。右上图显示经食管超声心动图指引房间隔穿刺，左前斜位（LAO）食管超声探头与房间隔鞘相重叠，可见造影剂注入左上肺静脉（LSPV）。也可参考图1.5（第9页）。CS=冠状窦；His=His束电极；LA=左房；Lat PV=侧方肺静脉；LV=左室

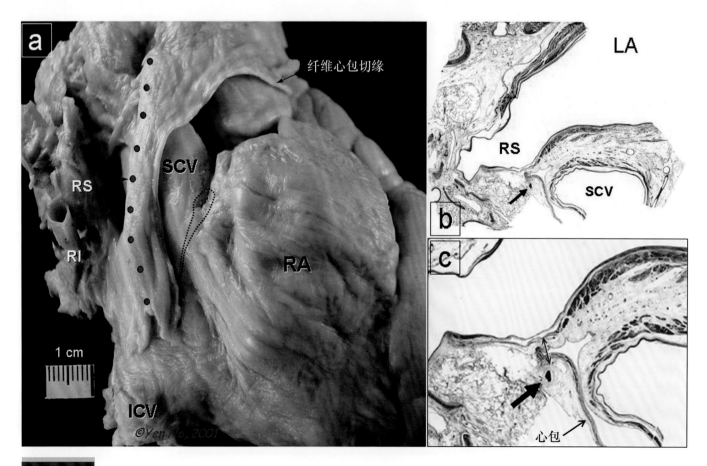

图 2.3

（a）图为右侧观，见右侧膈神经（红点所示）沿着纤维心包下行，不规则形的虚线示意窦房结所在，蓝色箭头指示（b）图以及放大的（c）图组织切面的方向，以及右上肺静脉（RS）和右侧膈神经（黑色箭头）之间的距离。（c）图是（b）图的放大。LA 和 RA= 左房和右房；ICV 和 SCV= 下腔静脉和上腔静脉；RI= 右下肺静脉

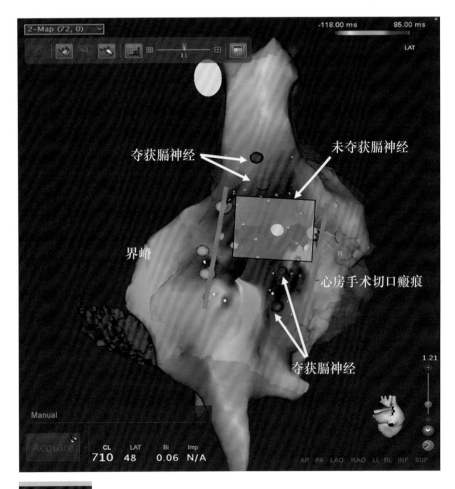

夺获膈神经

未夺获膈神经

界嵴

心房手术切口瘢痕

夺获膈神经

图 2.4

此图为用 CARTO 系统（Biosense Webster）的快速解剖建模法（fast anatomical mapping，FAM）制作的右房三维重建图，该患者有右房切口性大折返性房性心动过速（蓝线显示位于界嵴或右房切口的双电位区）。红点显示用高强度电流刺激夺获膈神经的部位，长方形区域内膈神经刺激无夺获，此处是消融折返性心动过速峡部的安全部位

图 1.4）。

右侧膈神经最初沿着右侧头臂静脉垂直下行，然后经过上腔静脉的右前侧壁，走行于右房的右侧（见图 2.3）。它经过肺门，紧邻下腔静脉开口外侧抵达膈肌。由于它毗邻上腔静脉右房开口与右上肺静脉前壁（见图 2.4），因此在心房颤动消融术中隔离右肺静脉时或消融不适当或消融折返性窦性心动过速时易于受损。尸体解剖测量右侧膈神经与上腔静脉及右上肺静脉的距离分别为 0.3mm ± 0.5mm 及 2.1mm ± 0.4mm（见图 2.3）。右侧膈神经的下半段与下腔静脉开口的外缘相邻，靠近典型心房扑动消融中的一条线路——外侧壁峡部。

左侧膈神经沿主动脉弓左侧下行，经过覆盖于左心耳和左室表面的心包。它在纤维心包表面可有3种走行。在将近2/3的人当中，左侧膈神经经过左室左侧或钝缘，与钝缘支动静脉相重叠（见图1.14）。在1/4的人当中，左侧膈神经经过左心耳的颈部或顶部，消融左心耳起源的局灶性房性心动过速时需避免损伤它。在这种走行下，左侧膈神经向后、向下延续到左室，在消融左后侧壁的房室旁道时也可受损。更少见的是，左侧膈神经的位置更靠前而跨过左室，此时它的起始段可与高位右室流出道侧壁相邻，然后在心脏的前壁伴随左前降支和前室间支静脉下行（见图1.14）。

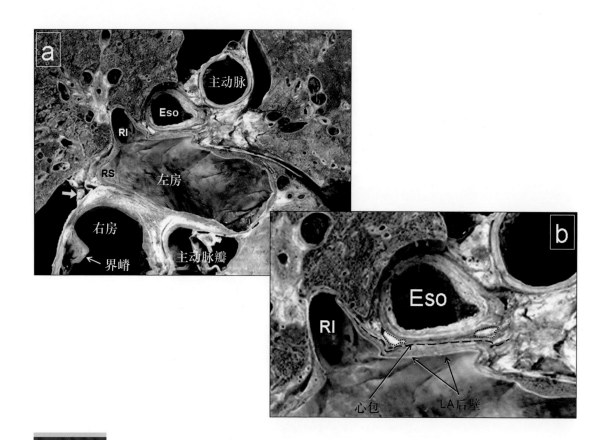

图 2.5

（a）图的横截面显示了食管（Eso）和左房（LA）的位置关系。黄色箭头指右侧膈神经。（b）图为放大图，显示食管旁迷走神经丛（虚线所示区域）。RI 和 RS= 右下肺静脉和右上肺静脉

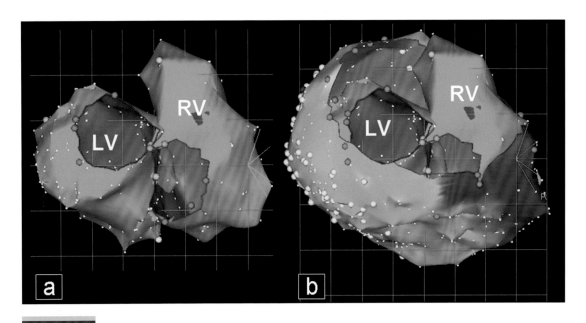

图 2.6

此为 CARTO 系统的左室（LV）和右室（RV）三维电解剖图，角度为近似正后位。
左侧为心内膜解剖图，右侧为心内膜解剖图与心外膜激动图的重叠。以上图片由德国
汉堡圣乔治总医院的欧阳非凡医生提供

食管旁的胃神经和迷走神经

食管旁的大神经如胃神经和迷走神经
也是易被忽略的结构。关注这些神经是很
重要的，因为损伤它们可导致胃胀和胃排
空延迟等症状。迷走神经经过肺门后方，分
成右和左后肺神经丛（见图 1.7b）。从左肺
神经丛尾部开始，神经沿着食管前壁下行，
与右肺神经丛形成食管前丛（见图 2.5）。
食管前丛和后丛在膈肌下方共同形成前、
后迷走神经干，支配胃、幽门及消化道，
最远可达结肠近段。

左侧喉返神经

临床上，喉返神经麻痹可增加（肺内
异物）吸入的危险。曾有报道过在左房
内消融后出现 Ortner 综合征的表现，包
括短暂声嘶和吞咽困难。左侧喉返神经
从位于主动脉弓左边的左侧迷走神经发出
（见图 1.3），转而绕到主动脉弓下缘，在

动脉韧带旁向上走行于气管和食管间沟内。在消融左房顶壁时，左房被向上推挤，有可能损伤喉返神经，尤其当消融导管比较硬时。

心包间隙和心外膜途径

心脏及与其相连的大血管被心包壁层即纤维心包包裹。纤维心包内有浆膜心包壁层，浆膜心包反折后包裹在心脏表面和大血管近心端，形成心外膜即脏层心包，在壁层浆膜心包和脏层浆膜心包之间就是心包腔。同时标测心内膜和心外膜可显示到达心外膜所必经的心包腔（见图 2.6）。纤维心包的上方与大血管如升主动脉和肺动脉干的外膜相连，甚至延伸到距窦房结数厘米的上腔静脉（见图 2.3）；纤维心包前壁通过上、下胸骨 - 心包韧带连接于胸骨后方；两侧是肺纵隔面的胸膜。食管、胸降主动脉和双肺纵隔面的后部都在后方。

纤维心包下壁与膈肌中心腱及其左侧小片肌性区域相连。心包位于膈肌上一片几乎水平的称为心脏平台的区域，该区域位于人体偏左。膈肌在平台两侧呈穹隆状连接于胸廓。右侧膈肌较左侧膈肌位置高，而且略宽。右侧膈肌覆盖于肝右叶、右肾和右肾上腺之上；左侧膈肌覆盖于肝左叶、胃底部、脾、左肾和左肾上腺之上。

需要注意的是，在胸骨左下部和第四、五肋软骨的胸骨端之后有一小片纤维心包与胸壁直接接触。这个区域的存在造就了心外膜操作的可行性，但要小心不要误入右室。很多术者在进行心包穿刺时更倾向于经剑突下途径（见下文）。

正常情况下，心包腔内含有约 20ml 的液体。心包腔还有两个窦和数个隐窝，它们并非完全密闭，而是心包腔的延伸。一个是横窦，位于升主动脉与肺动脉干分叉之后，以及心房之前（见图 1.2）。主动脉

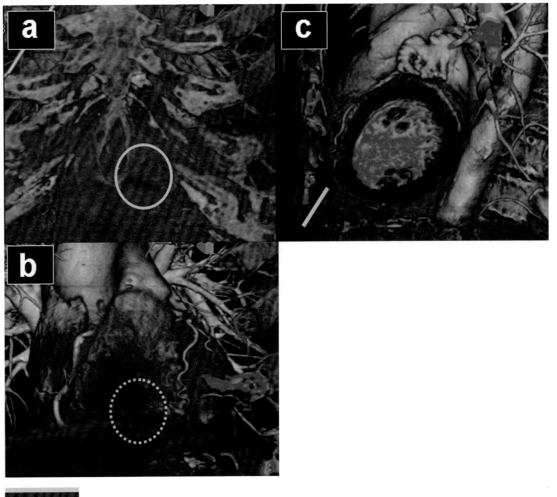

上下隐窝均是横窦的延伸部分。上隐窝位于升主动脉和右房之间，下隐窝位于主动脉和左房之间，延伸至主动脉瓣水平。另一个窦是斜窦，由肺静脉和腔静脉反折之间部分所形成，它是左房之后的一个封闭的空间。左右肺静脉隐窝位于左房之后，分别位于双侧上下肺静脉之间，嵌入斜窦的侧壁。各静脉尤其是几条肺静脉附近的心包反折各不相同，可影响导管在静脉周围的操作。相反的是，导管可轻易地到达心室心外膜，除非有心包粘连（如心外科术后）。

穿刺心包腔最常用的方法是经剑突下（见图 2.7）。穿刺时穿刺针与皮肤呈 20° ~ 30° 角，针尖指向左锁骨中部，在 X 线透视下进针抵达心影。当进入心包腔后，回抽可见少量（2 ~ 3ml）清亮黄色液体即心包液。然后在 X 线指引下送入一条长的 J 形导丝，它可自然环绕心脏（见图 2.8）。

图 2.7

（a）图为 CT 三维重建的前后位胸部影像，同时显示了骨性结构，以辅助说明心包穿刺的标志（黄绿色圈内）。（b）图为与（a）图相同的体位，除去胸骨和肋骨，显示右室心尖的毗邻结构。（c）图为左侧位观，显示心包穿刺时所需的进针角度（黄绿线所示）

在某些患者中，尤其是经历过心脏外科手术（如冠状动脉旁路移植术）者，用常规的心外膜穿刺途径无法到达目标心外膜区域。对这些特殊病例，有人报道可通过外科小切口的方法到达心外膜。

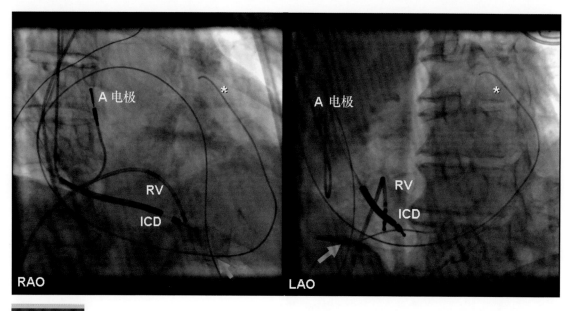

图 2.8

图为心包穿刺时右前斜位（RAO，左图）和左前斜位（LAO，右图）所见的影像，该患者因缺血性室性心动过速而接受导管消融。注意心包穿刺时留下的造影剂（箭头所示的阴影处），标志着膈肌位置以及进入心包腔的位置。通过穿刺针放入一条长导丝（星号所示），导丝包绕着心脏，排除了进入右室（RV）的可能性。还可见右室电极和双腔埋藏式心脏复律除颤器（implantable cardioverter-defibrillator，ICD）的电极影像。以上图片由英国伦敦皇家 Brompton 医院的 Tom Wong 医生提供

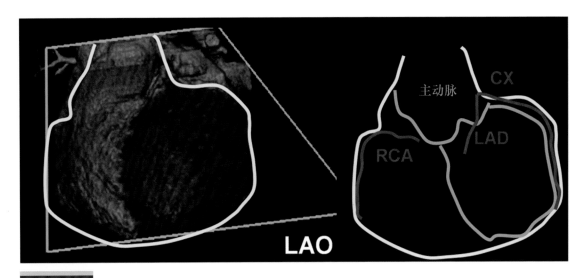

图 2.9

图为心脏计算机化断层显像（CT）三维重建图，并标出左前斜位（LAO）主要冠状动脉的位置。注意肺动脉（见左图）跨过主动脉的部位（右图所示）。CX= 左回旋支；LAD= 左前降支；RCA= 右冠状动脉

冠状动脉

在进行心外膜标测和消融之前，必须详细了解个体的冠状动脉分布情况。但是，仅用常规的介入影像投射可能无法诠释三维解剖。目前所有复杂的电生理手术都是在三维标测系统辅助下完成的，既然可行心内膜三维重建，同样可行冠状动脉三维重建（见图 2.9）。然而，如果最后的消融靶点靠近任一冠状动脉，那么必须至少在两个体位下进行选择性冠状动脉造影，以确认靶点与最近的血管之间的距离。◼

影像技术概述：各自的优缺点

透视是目前世界上各种介入操作手术中常用的标准技术。尽管心肌之类的软组织不显影，但较低成本下即刻获取影像的优点使之成为电生理手术的标准影像技术。通过前后位、左前斜位和右前斜位等二维投射位观察心脏，在手术者脑中形成三维图像，从而安全地在心腔内操作。有经验的手术者仅通过二维图像便能够了解导管的方向和细节，然而初学者常会不知所措，但三维重建会使方向简单化，且易于理解，甚至对于外行者也是如此。

透视对于手术者和患者都会带来严重的副作用。在直接放射线照射下，患者暴露在最大限度，但一生中可能仅一次。取决于照射的方向、暴露的时间、散射区域的大小，副作用的第一个征象是手术后几周出现皮肤发红。透视诱发恶性肿瘤的可能性相对小，但对个体患者来说，反复透视，这种可能性值得关注。透视的应用原则是应用可合理使用的最低剂量（ALARA，as low as reasonably achievable）。由于手术者是散射射线的最大接收者，遵从这一原则是放射防护的最佳措施。

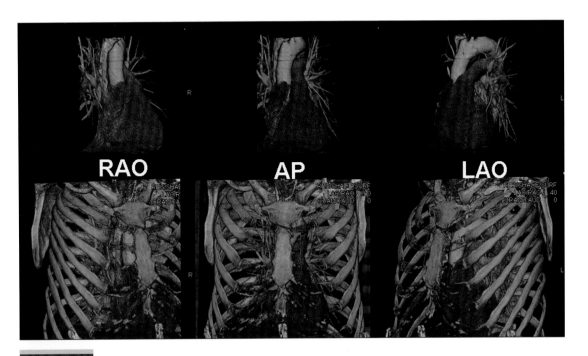

图 3.1

分别于右前斜位（RAO，左图）、前后位（AP，中图）、左前斜位（LAO，右图）下的 CT 三维重建心脏图像，上图中去除胸廓骨性结构，下图中保留胸廓

三维影像

近年来，一些影像技术应用于临床实践，可以三维重建心脏。在电生理检查前，通过精细扫描先获取这些影像资料，再通过数据转换整合到电生理检查时所获得的信息中。

计算机化断层显像（CT）

精确的计算机系统可以从一系列的二维影像中形成心脏三维图像。目前，借助多层技术、高分辨率和超高速，整个过程约 5min 完成。注射 50 ～ 100ml 对比剂，在时间门控条件下可获得心脏舒张期解剖，但高分辨率图像曝光剂量达 12mSv（相当于 100 ～ 600 张胸片）。另外，CT 血管造影的可能缺陷是仅对于对比剂实际到达的区域成像，这一问题在心律失常和先天性心脏病患者中尤其明显，这些患者的对比剂传播时间变异很大（图 3.1）。

心脏磁共振成像（CMR）

与 CT 成像不同，CMR 不用离子射线，应用磁场使人体水分中的氢原子核磁化。虽然可能会使用对比剂，但特殊成像序列可以应用血液作为对比剂，因而对比剂传播时间不影响成像。CMR 的明显局限性是体内植入起搏器 /ICD、人工耳蜗或主动脉瘤夹的患者不能使用。血管支架产生典型的黑洞，但钛和不锈钢支架可安全显像（图 3.2）。

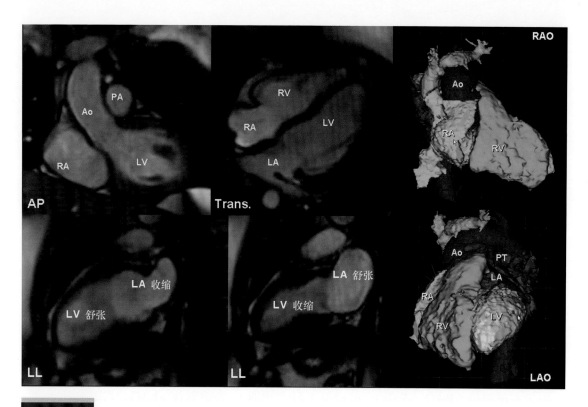

图 3.2

正常心脏的无对比剂磁共振二维重建，AP、Trans 和 LL 分别为前后、横切和左侧投射位，左侧投射位显示了左室（LV）收缩期和左室舒张期充盈。右图为同样数据应用 Polaris 软件三维重建图像，RAO 为右前斜位，LAO 为左前斜位。Ao= 主动脉；LA= 左房；RA= 右房；PA= 肺动脉；PT= 肺动脉干；RV= 右室

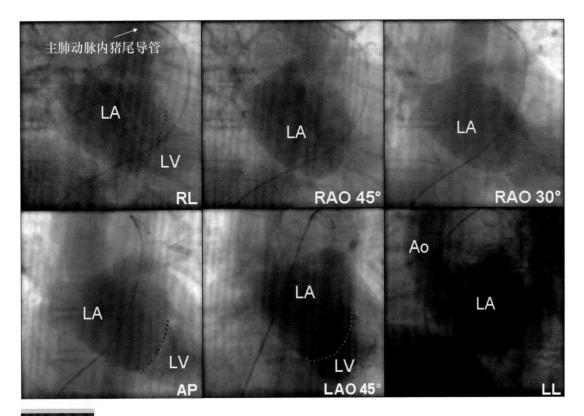

旋转血管造影术

一项新的进展是在侵入性电生理检查术时应用旋转血管造影术进行三维成像。利用门控注射对比剂充盈靶心腔如左房，X线臂绕患者旋转获得多个二维图像（图3.3）。使用特定的软件，将感兴趣区的二维图像重建为三维图像，并将其叠加到实时二维透视屏上，可以让手术者看到显影的心腔。

图 3.3

旋转血管造影术获得的不同投射位的左房影像，猪尾导管放置于主肺动脉（PA）。粉红色虚点线示意二尖瓣环位置。Ao= 主动脉；AP= 前后位；LA= 左房；LAO 和 RAO= 左前斜位和右前斜位；LL 和 RL= 左侧位和右侧位；LV= 左室

三维电生理标测系统

引入三维标测系统是临床电生理领域的一项重大进步。它可以四维的方式详细重建激动顺序。另外，在标测导管获取重建的虚拟图形中，可以显示心脏激动的时间，易于理解心动过速的机制并制订最有效的消融策略（图3.4）。

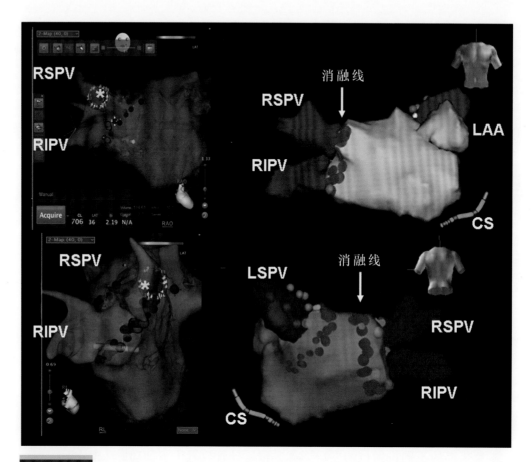

图3.4

左房的三维重建虚拟图，左图为CARTO系统（Biosense Webster）快速解剖标测（FAM）所建，右图为EnSiteNavX系统（St. Jude Medical）所建。彩色的标签为肺静脉隔离中的消融点。两种系统均可同时显示诊断导管在患者心脏中的位置［注意冠状静脉窦导管（CS）和环肺静脉标测导管（黄色星号标记）］。所有图可以任意角度旋转，术者可通过常规C-臂投照位外的最佳角度观察。LAA=左心耳；LSPV=左上肺静脉；RIPV=右下肺静脉；RSPV=右上肺静脉

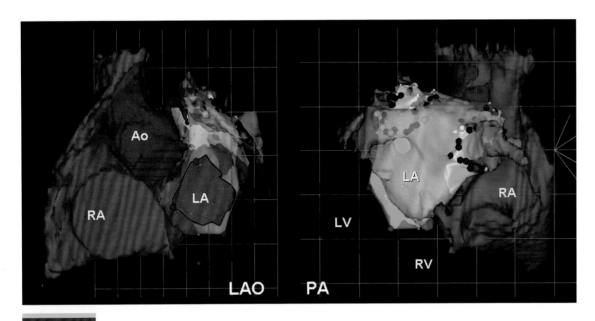

图 3.5

将预先从心脏磁共振或 CT 检查采集的三维图像和通过 CARTO 系统获得的电解剖图叠加。注意主动脉（Ao）和心房的关系。LA 和 RA= 左房和右房；LAO= 左前斜位；LV 和 RV= 左室和右室；PA= 后前位

图形融合

通过 CT 或心脏磁共振检查获得医学数字成像和通信（DICOM）格式的二维断层显像信息可重建三维图像，直接显示心腔。下一步，多个软件程序可以将三维图像和标测信息相联接（图像融合）。准确校正至关重要，校正不准确可能会导致图像信息误判。当解剖复杂或异常表现易误导手术者时，图像融合特别重要。一个最明显的局限是这一技术仅仅对某一指定心腔的心内膜成像，而无邻近区域（如瘢痕/纤维化）或内在结构（如乳头肌）的信息（图 3.5）。

透视图像中的图形融合

图像融合可应用于透视图像系统或透视参照图像，用来模拟双投射位图像。实时显示标测电极（在将来可能显示其他诊断导管），可显著减少患者和手术者的射线曝光量（图 3.6）。

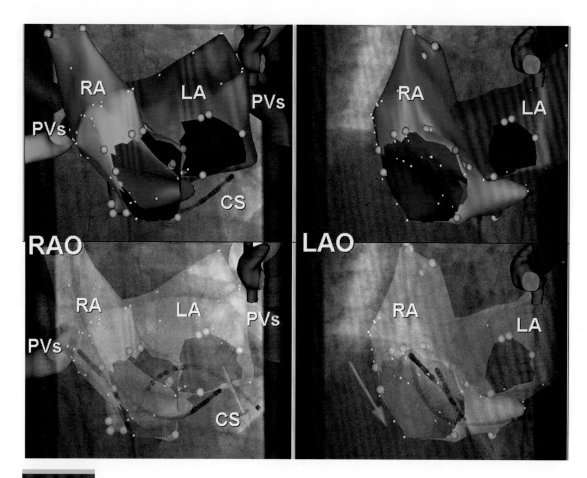

图 3.6

应用 Stereotaxis 的 NAVIGANT 软件在透视参照图像中叠加右房（RA）和左房（LA）的三维 CARTO 电解剖图［左图为右前斜位（RAO），右图为左前斜位（LAO）］。灰色点表示房室环，彩色管道表示肺静脉（PVs），黄色点表示 His 束记录点。底部图像更透明得以显示导管相对三维图像的位置。注意冠状窦（CS）、左房（LA）、His 束记录点以及 His 束标测导管的关系

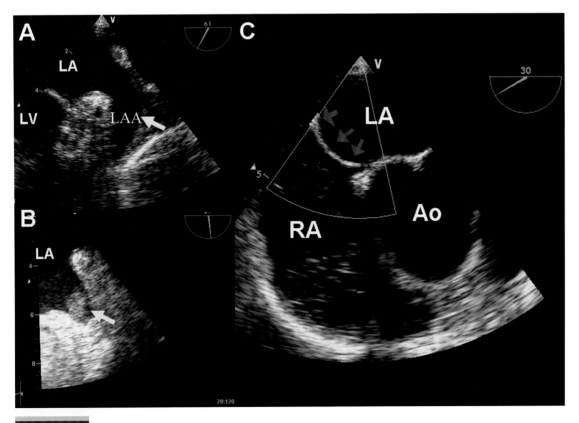

常规二维超声是目前评价心脏瓣膜功能、血流状况和心腔大小的最佳影像模式。在进行心房颤动导管消融前所有患者均推荐进行经食管超声心动图（TOE 或 TEE）排除左心耳血栓（图 3.7）。此外，TOE 有助于房间隔穿刺，尤其在解剖变异时（图 1.5b）。新的三维超声技术可更精确显示个体解剖。

图 3.7

左图：左房（LA）和左心耳（LAA，黄色箭头）的二维经食管超声图像。底图显示一持续心房颤动患者的典型球形血栓。右图显示房间隔向右房（RA）侧突出（红色箭头）。因左房压力高，房间隔起初突向右房，但当房间隔穿刺顶住时，被推向左房侧。Ao= 主动脉，LV= 左室

然而，直接把这些图像信息应用于三维标测系统中，会遗漏该点的大部分实时信息（图3.8）。

侵入性心腔内超声心动图（ICE）是目前唯一可以和三维标测良好配合的影像工具。结合二维切面，可三维重建任一心腔（图3.9）。消融中选择相应影像平面可实时显示损伤的形成。然而，尚无有关心肌壁显像和损伤显示的准确性的报道。◼

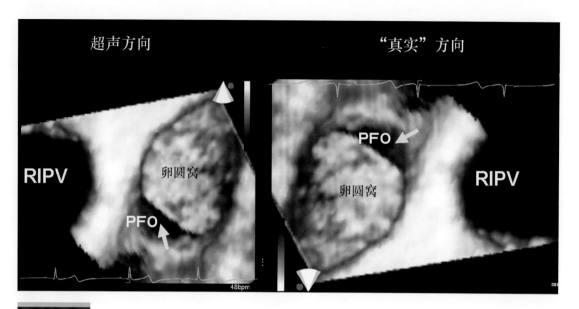

图 3.8

在经典超声切面（左图）和解剖校正位（右图）下通过经食管超声心动图进行三维重建。注意卵圆窝和后上的未闭卵圆孔（PFO，黄色箭头）。RIPV= 右下肺静脉

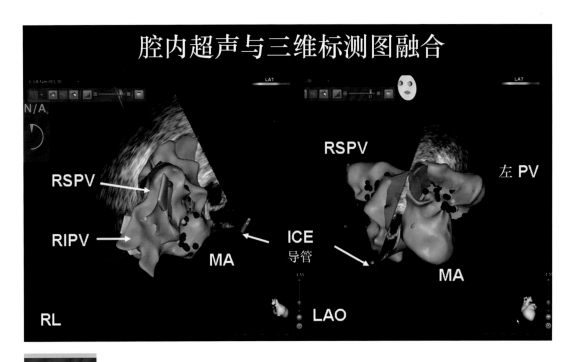

图 3.9

在 CARTOSOUND 系统中用心腔内超声探头（ICE）二维连续获得的左房切面
对左房进行三维重建。因为 ICE 导管同样配备与标测和消融导管类似的位置感
应器，可以显示二维超声窗在三维上的方向。调至消融导管切面，放电时可观
测到消融损伤的影像。LAO= 左前斜位；MA= 二尖瓣；PV= 肺静脉；RIPV 和
RSPV= 右下肺静脉和右上肺静脉；RL= 右侧位

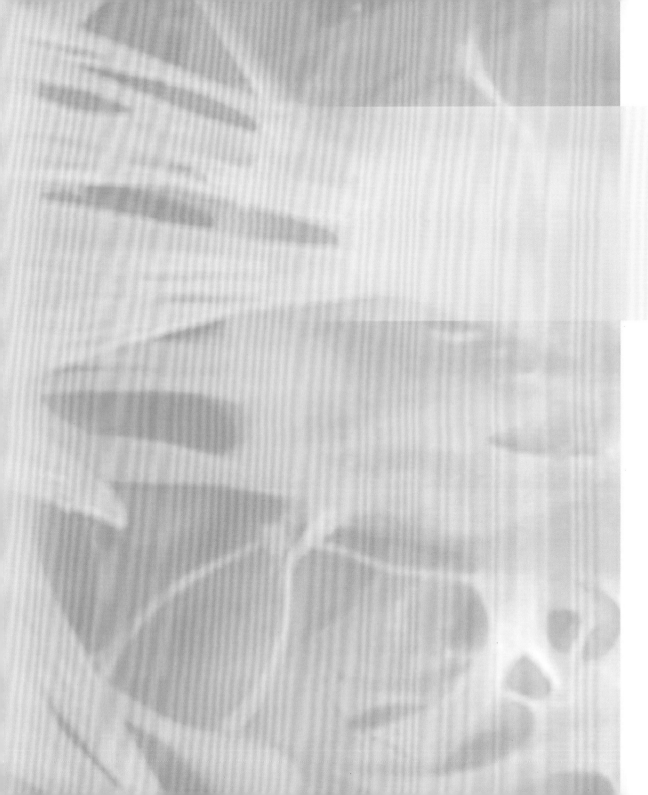

4

常规导管的放置：
电生理和解剖

获得血管入径后，下一步是在有创电生理检查中如何在心腔中关键位置放置诊断导管，以便应用起搏方法了解心律失常的机制。

概述

在有创电生理（EP）检查之前，电生理医生需要通过评价个体患者的常规透视影像来辨认心脏解剖。然而，心脏以及心脏周围特殊的毗邻关系不容易被观察到，因为心脏组织于透视下仅为阴影。图4.1中，分别是右前斜位（RAO）30°、前后位（AP）和左前斜位（LAO）40°下的心脏透视图像和相对应的心脏大体解剖模型。如果仅仅观察心脏轮廓，心脏中特殊点的准确位置很难确定。

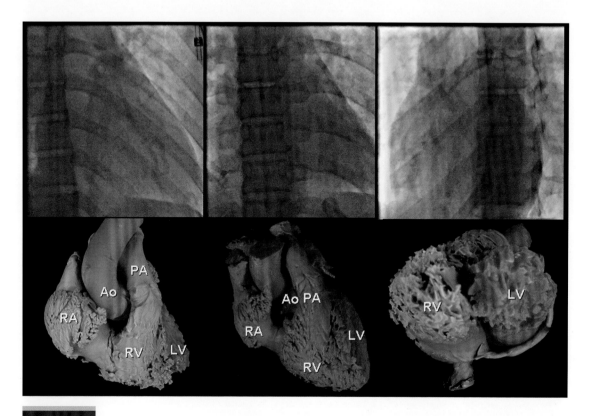

图 4.1

上图分别为右前斜位（RAO）30°，前后位（AP）和左前斜位（LAO）40°下的心脏透视图像，心腔中没有导管（"裸"心脏）。下图为相对应的心脏大体解剖模型。Ao= 主动脉；LV 和 RV= 左室和右室；PA= 肺动脉；RA= 右房

在常规的电生理检查中，导管放置在可记录到心内电图并能刺激心脏的区域。典型位置是右室心尖部（RVA）、His束（HIS）或者冠状窦（CS）。识别导管的位置，同步记录来自这些导管的电信号，可得知心脏的详细信息（图4.2）。

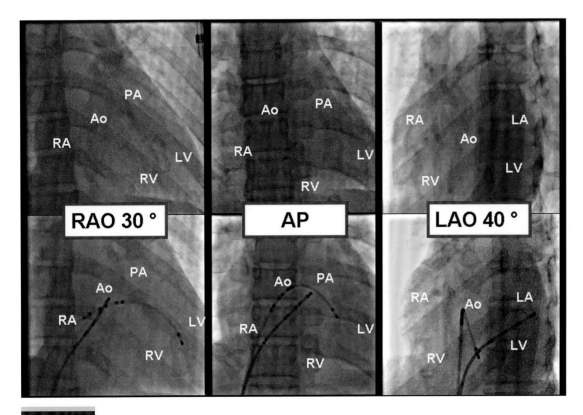

图 4.2

与图 4.1 同样的投射位，但冠状窦（CS）以及 His 束内见导管影。Ao= 主动脉；AP= 前后位；LAO 和 RAO= 左前斜位和右前斜位；LA 和 RA= 左房和右房；LV 和 RV= 左室和右室；PA= 肺动脉

当使用双投射位成像时（不论图像是否同时或分别采集），可获取心脏的重要三维信息（图 4.3）。

冠状窦（CS）作为房室间沟的一个标志

心脏的静脉回流大部分由冠状静脉系统组成，与相应的冠状动脉系统并行。心大静脉（GCV）以相反走向向上伴行下行的冠状动脉，并汇入冠状窦，最终在冠状窦口进入右房（图 4.4 和图 4.5）。

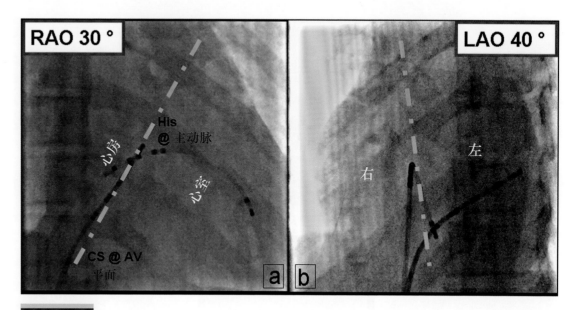

图 4.3

放置冠状窦和 His 束导管后的（a）右前斜位（RAO）和（b）左前斜位（LAO）透视图像，心脏的房室（AV）和左右部分被分开。CS= 冠状窦

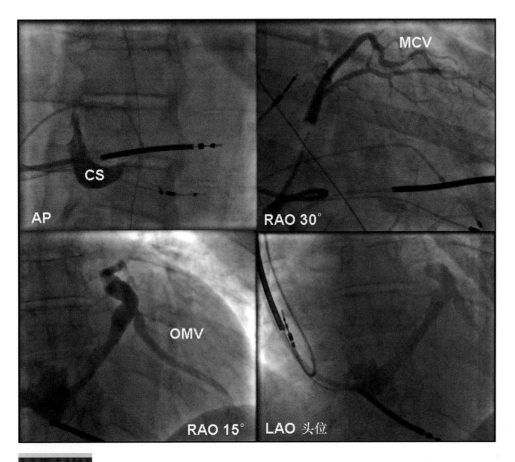

图 4.4

在一例植入双腔 ICD 的患者，在升级左室电极前，直接注入造影剂来显示冠状静脉及其分支。图为不同透视位下的心脏影像。AP= 前后位；LAO 和 RAO= 左前斜位和右前斜位；CS= 冠状窦；MCV= 心中静脉；OMV= 钝缘静脉

心大静脉 - 冠状窦管道（GCV-CS）大致沿着二尖瓣环的侧边缘走行，尽管其趋势是顺着左房邻近瓣环的心外膜侧。无论如何，左前斜位时显示最佳（图 4.3b），可展现二尖瓣（MV）。二尖瓣（MV）和三尖瓣（TV）近似在同一水平，右前斜位（RAO）图像是显示房室（AV）连接平面的一个好标志。在该透视位下，心房处于显得缩短的冠状窦导管的左侧（或后侧），而心室在其右侧（或前侧）（图 4.3）。在瓣环位置，应用局部电图区分近心房侧（心房电位 A > 心室电位 V）或近心室侧（心室电位 V > 心房电位 A）更为准确（参见第 5 章）。

冠状窦导管的放置

一般而言，可通过股静脉放置冠状窦导管。但是，在某些情况下，瓣膜样结构像"看门人"一样，阻止导管，使其难以顺利通过（图4.6）。

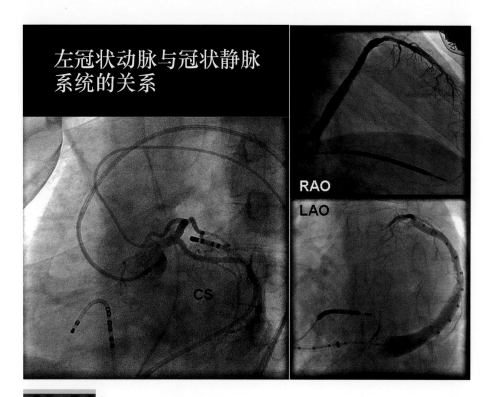

左冠状动脉与冠状静脉系统的关系

RAO

LAO

CS

图 4.5

左侧图示对比剂进入左冠状动脉后，显示出其与冠状窦的关系（参考冠状窦远侧导管标志）。右侧图示在右前斜位（RAO，上图）和左前斜位（LAO，下图）对比剂进入后，使用一种带有 1-cm 标志的特殊导管来说明血管的大小和直径

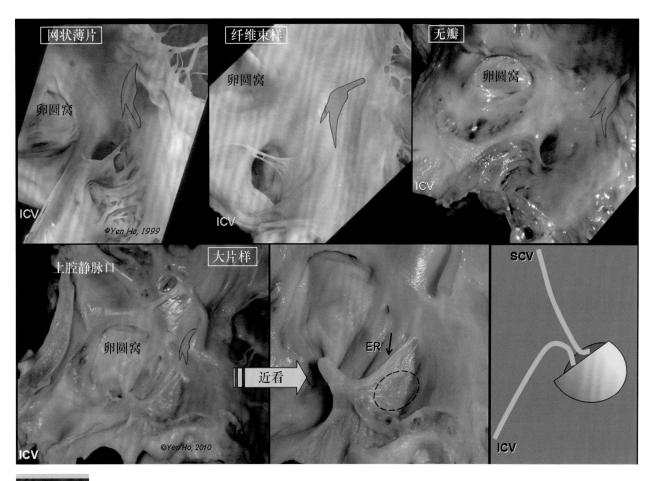

图 4.6

在冠状窦口前有不同形态的冠状窦（Thebesian）瓣。下排图显示一个心脏的冠状
窦口由较大的瓣膜完全覆盖（虚线椭圆）。瓣膜游离缘（箭头）直接被右侧示意
图中的蓝线提向上，代表上部和下部的路径。这个心脏也有显著的欧氏嵴（ER）。
ICV 和 SCV= 下腔静脉和上腔静脉

在大部分病例，经上部路径易于直接进入冠状窦（图4.7）。在瓣环位置（大V波），向间隔部旋转（股静脉路径时顺时针方向，上部路径时逆时针方向），导管慢慢回撤直到跳至冠状窦口（A波和V波同样大小，图4.8和图4.7）。从冠状窦口部，无阻力时安全地推进导管，循着二尖瓣环方向进入（图4.5）。

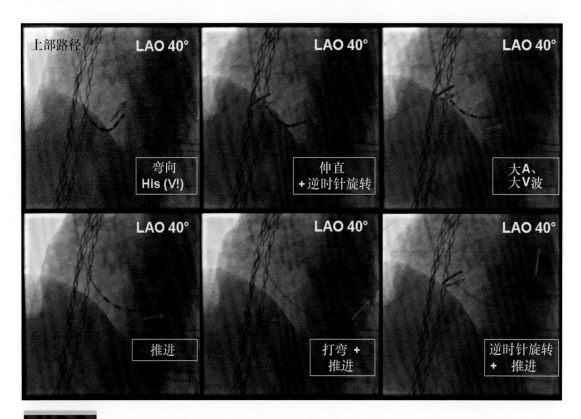

图4.7

经上部路径的冠状窦导管安全放置步骤，同时显示了旋转的方向。LAO= 左前斜位

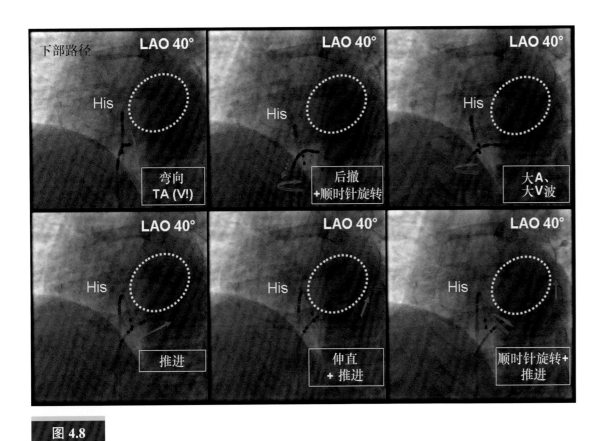

图 4.8

经股静脉路径的冠状窦导管放置步骤。LAO= 左前斜位；TA= 三尖瓣

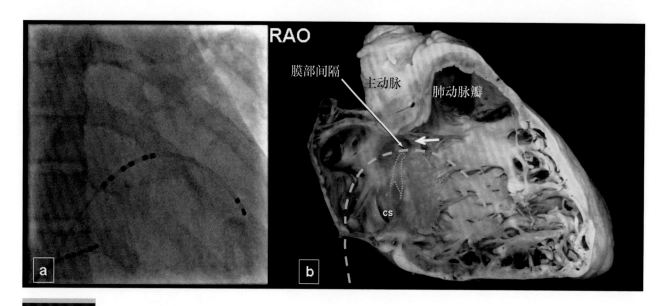

图 4.9

（a）图为右前斜位（RAO），诊断导管穿过三尖瓣（TV），远端两极位于右室，而近端成对的 6 个电极位于 His 束，记录局部信号。（b）图为对应的大体解剖，显示房室结和 His 束（绿色点区）以及三尖瓣前上和间隔瓣叶之间的连接处（箭头）。CS= 冠状窦

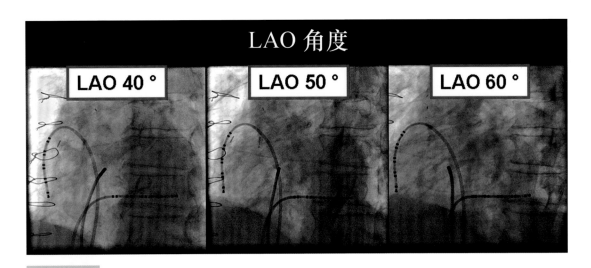

图 4.10

C 型臂在左前斜位（LAO）下，从 40°到 60°，个体化展示患者特异性的房间隔位置，房间隔与 His 束电极平行，需要根据个体的心脏轴来调整角度

His 束作为间隔标志

房室结常被视为心脏的灵魂。His 束的位置可由局部电图的典型序列来确定：小 A、高尖 H 和大 V 波。右前斜位时，导管前进跨过三尖瓣，顺时针旋转稳定在间隔侧，贴靠于三尖瓣皱褶处（图 4.9）。在左前斜位透视调整至可直接显示完全重叠的导管时，心脏轴和室间隔得以最好展现（图 4.10）。

有趣的是，房室结也是室间隔的一个理想标志（图 4.11），在个体化的左前斜位下可粗略显示出其右边和左边的位置。

可进一步放置其他导管来了解特定位置的激动顺序，如在普通类型的心房扑动患者中，围绕三尖瓣的逆时针方向激动可以通过放置在右房游离缘的多极导管（即 Halo 电极）或在肺静脉口中的环状标测电极记录到。经典的导管放置位置会在后面讲述特定心律失常的章节提及。◻

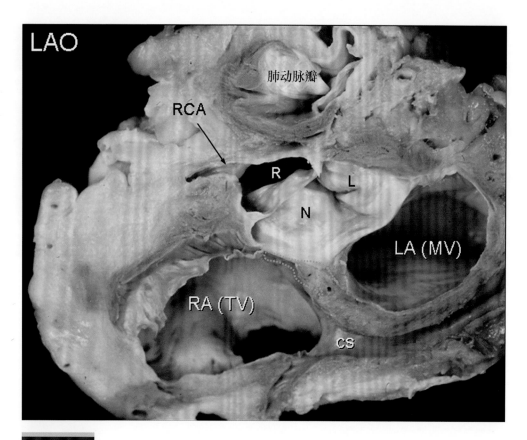

图 4.11

模拟左前斜位（LAO）投照下的心脏解剖切图，展示房室结和 His 束的预计位置（绿色的点状图形处）。注意冠状窦（CS）嵌在左房（LA）和二尖瓣（MV）的连接处，L、N、R 分别代表左冠窦、无冠窦和右冠窦；RA（TV）= 右房 - 三尖瓣；RCA = 右冠状动脉

心 房

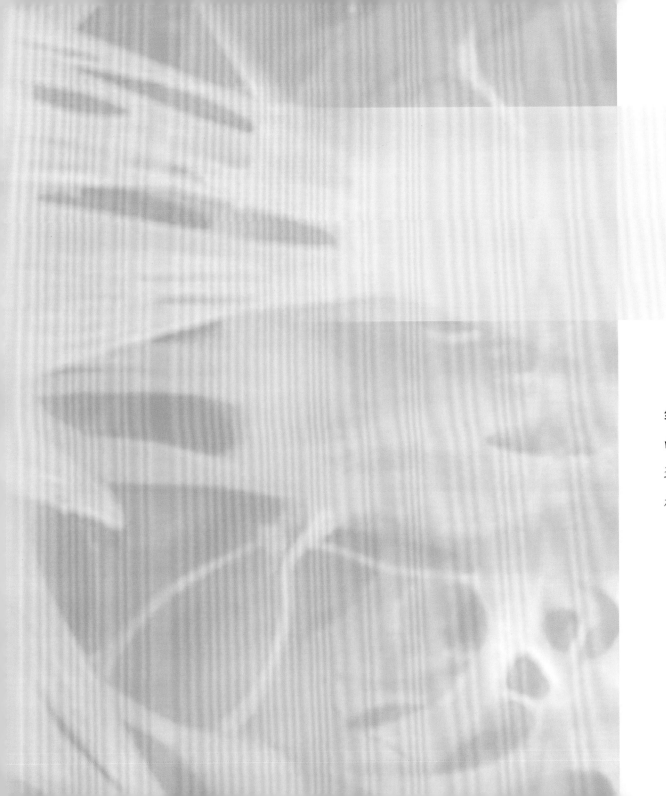

5

电解剖和旁道

本章节，我们将复习正常传导系统和房室交界区的结构。我们要讨论的基本内容包括旁道（包括罕见旁道）的解剖和电生理特征，以及导管标测旁道的方法。

心脏传导系统

虽然曾经有很多资料描述过连接窦房结和房室结的特殊结构——结间束，但双结之间的心肌在组织学上与上述绝缘的传导束完全不同。双结之间的心肌呈宽带状排列在大静脉开口、三尖瓣和卵圆窝周围。这些宽带（如卵圆窝边缘和界嵴）呈向心内膜表面突起的嵴状，该处心肌细胞排列整齐，与在大体标本上可见的纤维方向一致。Bachmann束及其他房间束，不论大小，均没有纤维绝缘鞘结构，也没有明确的起点和终点。在这些部位，心肌纤维方向也与传导束的长轴一致（图5.1）。

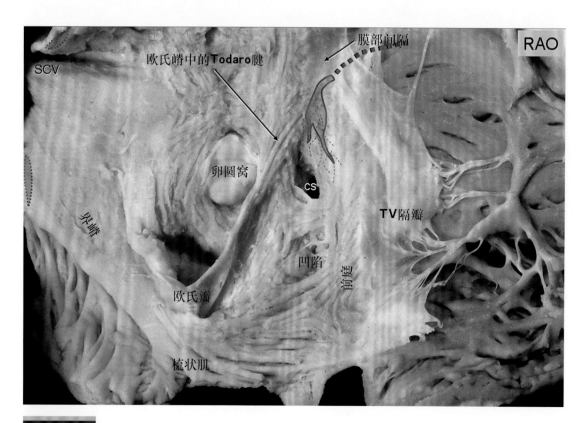

图5.1

图中的右房心内膜已去除，显示双结间区域心肌纤维的大体排列方向。各肌束如界嵴和梳状肌主要呈纵向排列。窦房结（红色椭圆区域内）显示被上腔静脉（SCV）的切口切割成两部分。致密房室结和His束位于Koch三角上方，呈不规则形（细虚线显示移行细胞区）。粗虚线显示房室传导束的延伸部分。CS=冠状窦；RAO=右前斜位；TV=三尖瓣

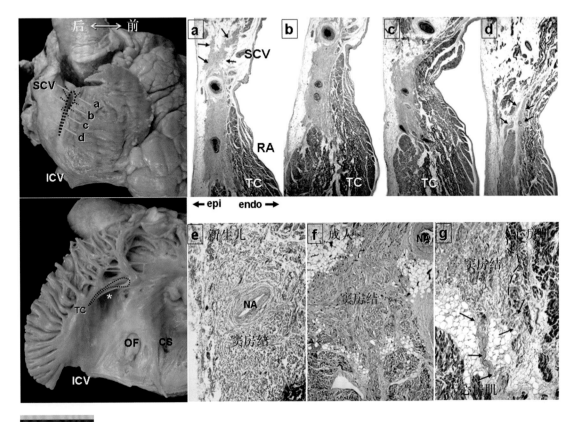

窦房结

窦房结的形状就像蝌蚪，有头、体和细长的尾部。在成人心脏其平均长度为13.5mm。它位于上腔静脉和右房的交界区（图5.2）。窦房结通常位于交界区前外侧的终末沟内。其头部位于心外膜下，接近终末沟的上缘，尾部向下穿入界嵴心肌，靠近心内膜下，尾部远端密度降低，分散成丛状的特殊细胞群。窦房结由大量自主神经支配，包括交感神经和迷走神经。通常有一条明显的窦房结动脉穿入窦房结。窦房结特殊的心肌细胞呈纤维网状，其外无纤维鞘包裹。

图 5.2

两幅心脏大体标本图分别显示窦房结（虚线所示）附近的右房心外膜面（上图）和心内膜面（下图）。上图的短虚线表示窦房结延伸入心房肌内，蓝线表示不同水平的组织切面；下图的星号代表上腔静脉（SCV）开口。图（a）至（d）显示经过窦房结和终末嵴（TC）的横切面，各图的左边为心外膜（epi），右边为心内膜（endo）。Masson 染色显示窦房结区为红绿交互，普通心房肌为暗红色。图（a）显示窦房结头端的细胞（箭头所示）延伸入SCV 的心肌袖中。图（b）和（c）显示窦房结体部和尾部变细穿入 TC 中。图（d）显示窦房结远端分成了若干窦房结细胞岛（箭头所示）。图（e）和（f）为高倍镜下显示成人窦房结细胞周围存在较多的纤维组织（绿色区域）。图（g）放大显示边缘区窦房结细胞（箭头所示）延伸入普通心房肌细胞并形成明显的分界（虚线所示）。CS= 冠状窦；ICV= 下腔静脉；OF= 卵圆窝；NA= 窦房结动脉；RA= 右房

窦房结边缘通常呈不规则形，在窦房结和普通心房肌细胞间往往有交叉部分，保证窦房结至右房心肌的传导。

房室传导系统

正常情况下，房室之间唯一的肌性连接通道是 His 束。房室传导系统包括房室结、His 束、共同房室束、左右束支以及往下越分越细的浦肯野纤维网（见图 5.3）。纤维鞘从 His 束起到左右束支的范围内包裹着此传导系统（见图 5.4）。位于右房的 Koch 三角是房室结的解剖标志。

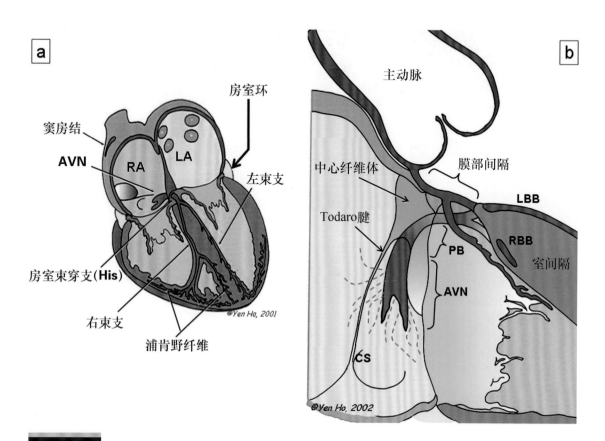

图 5.3

（a）图显示心脏传导系统的分布。心房肌和心室肌由位于房室交界区的纤维脂肪组织分隔开来。（b）图显示致密房室结（AVN）及其下方的两个延伸支，由移行细胞包绕（虚线所示）。AVN 往前是 His 束穿间隔支（penetrating bundle，PB），再远处共同房室束分为左右束支（LBB 及 RBB）。CS= 冠状窦；LA 和 RA= 左房和右房

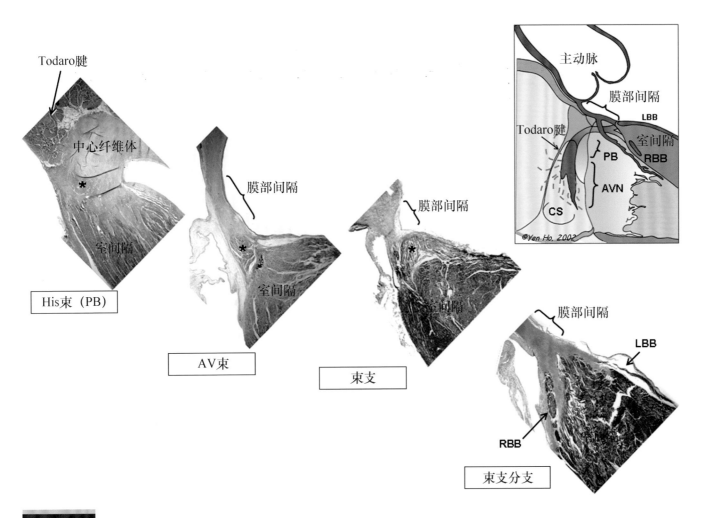

图 5.4

此为一系列平行取材的组织切片，依次经过 His 束、房室（AV）传导束（星号所示）及左右束支，显示了传导组织周围的纤维组织（绿色区域）。AVN= 房室结；CS= 冠状窦；LBB 和 RBB= 左束支和右束支；PB= 穿间隔支

Koch 三角前缘是三尖瓣隔瓣（图 5.1）附着处（三尖瓣环），下缘是冠状窦口及延伸到三尖瓣的右房前庭部，后缘是一条薄的纤维带称为 Todaro 腱，它埋在窦间隔（欧氏嵴）心内膜下，当欧氏瓣边缘受牵拉时可呈条索状，是下腔静脉开口的标志。Todaro 腱连接到位于 Koch 三角顶点的中心纤维体。房室结位于中心纤维体正下方，其前上方的延伸支——His 束，穿过中心纤维体并由纤维组织包裹。中心纤维体的一部分向前上方延伸形成膜部间隔，后者被三尖瓣环插入分隔为房室部和室间部。在部分心脏中，膜部间隔在三尖瓣隔瓣的膜部间隔附着处有一个裂隙。三尖瓣隔瓣和前上瓣叶的交界位于间隔上方约 5mm 处。需要指出的是，冠状窦扩张可使 Koch 三角的高度降低，如合并永存左上腔静脉时。

致密房室结的形状颇像门把手，但有右下和左下延伸支（见图 5.3b）。房室结主体连接着中心纤维体的心房面，所以它是双侧心房之间的结构。在成人心脏中，房室结长、宽约 5mm，厚约 1mm。致密房室结与右房心内膜面的最短距离约 0.5 ~ 1.5mm。组织学上，致密房室结的横截面通常呈两个部分或分层，尤其在婴儿和儿童身上。常可见在深层互相交织的、具有特殊组织学特征的小型心肌细胞延伸至中心纤维体。浅层可见特殊心肌细胞如帽子般覆盖在深层细胞之外。在房室结与正常心房肌交界处，有个移行细胞区（见图 5.5），这些细胞形成前支、下支和深支，抵达房室结（见图 5.6）。前支始于卵圆窝前缘，止于三尖瓣前庭的普通心肌。下支始于冠状窦底部的肌性结构和欧氏嵴，止于致密房室结。深支连接致密房室结和左房前庭及卵圆窝下缘。

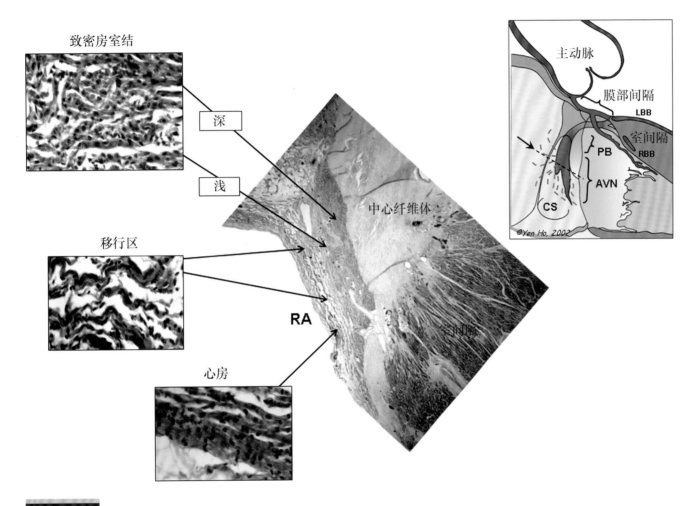

图 5.5

此为按右上方图解所示（箭头和虚线所示）的层面所做的致密房室结切面，显示位于双房之间的致密房室结与右房（RA）心内膜面的毗邻关系。小图放大了相应区域的细胞结构。AVN= 房室结；CS= 冠状窦；LBB 和 RBB= 左束支和右束支；PB= 穿间隔支

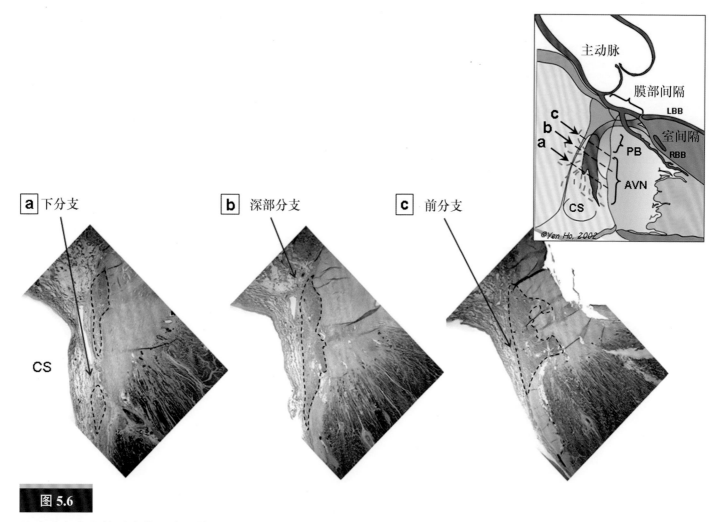

ⓐ 下分支 ⓑ 深部分支 ⓒ 前分支

CS

图 5.6

此为致密房室结（虚线以内区域）的三个水平的切面，显示移行细胞与致密房室结的连接以及致密房室结进入中心纤维体后形成 His 束穿间隔支（PB）。CS= 冠状窦；AVN= 房室结；LBB 和 RBB= 左束支和右束支

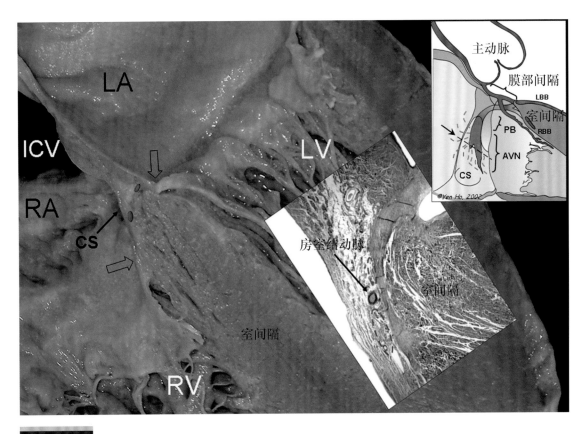

在大部分心脏，房室结动脉穿过致密房室结，而房室结下延伸支在房室结动脉的左右侧发出分支（见图 5.7）。右侧延伸支平行于三尖瓣环，左侧延伸支向二尖瓣前庭投射，接近二尖瓣环。右侧延伸支位于心内膜下 1 ～ 5mm，向下到达 Koch 三角前缘的中段，在 Koch 三角较小的情况下（如永存左上腔静脉伴冠状窦扩张时），甚至可达冠状窦口附近。

图 5.7

心脏大体标本上的红点及组织切片的椭圆形区域为房室结下延伸支。空心箭头分别显示二尖瓣环和三尖瓣环。AVN= 房室结；CS= 冠状窦；ICV= 下腔静脉；LA 和 RA= 左房和右房；LBB 和 RBB= 左束支和右束支；LV 和 RV= 左室和右室；PB= 穿间隔支（His 束）

在上方的 Koch 三角顶点，His 束向左穿过中心纤维体。这束特殊的心肌仅长 1 ~ 3mm，横截面呈圆形或三角形。His 束到达心室处位于膜部室间隔和主动脉流出道。房室束夹在膜部室间隔和肌性室间隔嵴部之间，偏左侧。传导束外包绕着纤维鞘，往前分为左束支和右束支（见图 5.4），左束支呈扇形在左室心内膜间隔面下行并分出三个相互联系的束支。

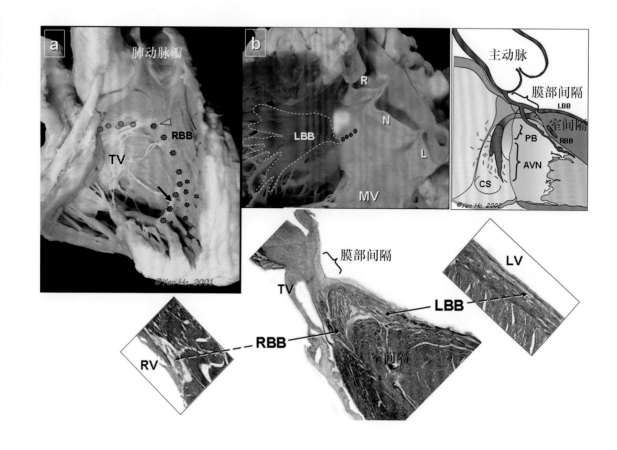

图 5.8

（a）图在右室（RV）标本上显示了房室传导束和右束支的走行（圆点所示）。右束支（RBB）呈条索状自间隔心肌发出，插入内侧乳头肌心内膜下（蓝色三角所示）。箭头所指为调节束。（b）图显示左室（LV）透明的膜部室间隔。左束支（LBB）在室间隔心内膜下向下发散，分成三个束支。膜部室间隔的组织切片显示房室束在室间隔嵴部左侧分出左、右束支。放大的图显示了室间隔心内膜下被纤维鞘包裹着（绿色区域所示）的束支。AVN= 房室结；CS= 冠状窦；L、N、R= 左冠窦、无冠窦和右冠窦；MV 和 TV= 二尖瓣和三尖瓣；PB= 穿间隔支（His 束）

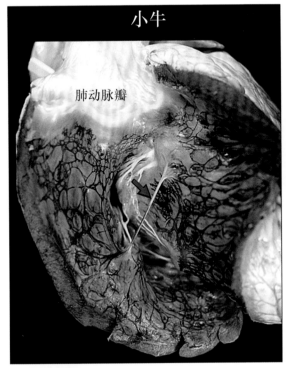

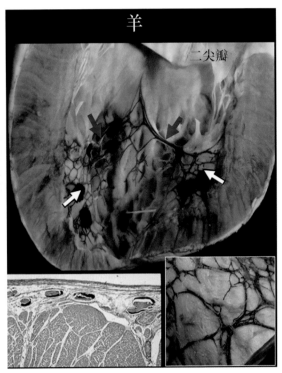

束支包裹于纤维鞘中直至远端分支。相比之下，右束支就像由特殊细胞形成的条索（见图5.4），由纤维鞘包裹，向下穿过室间隔肌部，到达内侧乳头肌基底部的心内膜下，然后走行于间隔边缘部肌小梁表浅的心内膜下。在右束支行程中，分出一分支经过调节束进入顶壁（见图5.8）。左、右束支在向下行至心尖的过程中逐渐失去纤维鞘的包裹，最后分化为外周传导网络，即浦肯野纤维。与人类心脏相比，大而呈空泡状的浦肯野细胞更常见于有蹄类动物的心脏（见图5.9）。外周传导网络的分支有时以"假腱索"的形式穿过心室到达顶壁和乳头肌。

图5.9

此图用深色分别显示了小牛右室和羊左室的浦肯野纤维网。调节束（红色箭头所示）里包含右束支的一个分支。假腱索（蓝色箭头所示）携带着周围支穿过乳头肌（白色箭头）。深色印迹是人工所制。插图为左室间隔面的放大图，显示像"蕾丝边"的网络。van Gieson 染色的组织切片显示大的空泡样浦肯野细胞。上述照片由西班牙的 Damian Sanchez-Quintana 教授提供

在大多数心脏，房室结束的直接延伸支是右束支。然而，在一些心脏中，房室束本身可延伸至左、右束支分叉之后，形成终止于中心纤维体或穿过室间隔嵴抵达主动脉瓣环的第三束支（或称盲端束，见图5.10）。

房室交界区

房室交界区的心房壁和心室壁是相邻的，除了房室传导组织内的His束之外，没有心肌相连。房室交界区的异常肌性房室连接可导致电传导短路，在发生前向（从心房到心室）传导时（与正常房室结传导竞争）可导致Wolff-Parkinson-White（WPW）综合征型心室预激。

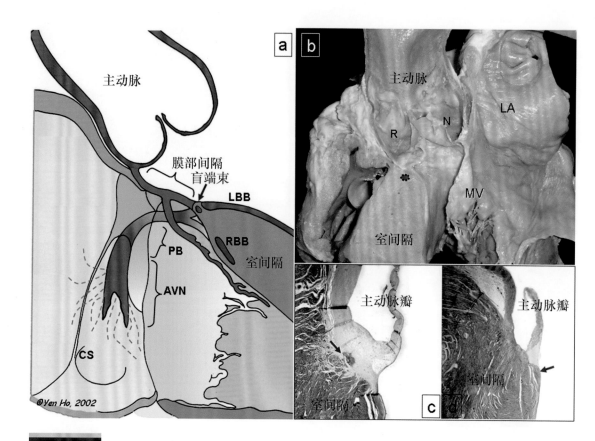

图 5.10

（a）盲端束是房室传导束分支的延伸部分。（b）图沿室间隔的长轴切面显示了盲端束与主动脉瓣的关系。（c）图和（d）图是包含此束残端的2颗心脏的同向组织切面（箭头所示）。AVN=房室结；CS=冠状窦；LA=左房；LBB和RBB=左束支和右束支；MV=二尖瓣；PB=穿间隔支（His束）；N和R=无冠窦和右冠窦

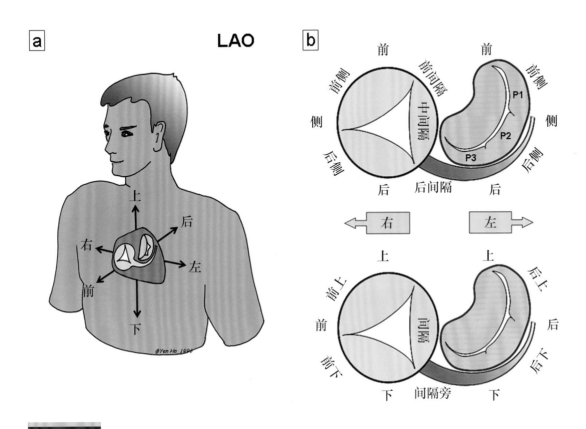

前

前侧

前间隔

侧

中间隔

后侧

后

后间隔

前

前侧

P1

侧

P2

P3

后侧

后

右

左

上

前上

间隔

前下

上

后上

后

后下

下

间隔旁

下

LAO

上

后

右

左

前

下

@Yen Ho 1999

图 5.11

（a）图显示各个朝向。（b）图展示左前斜位（LAO）的房室交界区。新的专业术语（下图）比旧的专业术语（上图）更能准确地从空间上描述旁道位置。需要注意的是，间隔部分实际上比既往所描绘的要小得多。P1、P1 和 P3 的命名是心外科医生描述二尖瓣后叶脱垂时所采用的

在描述旁道位置时，通常使用有倾向性的术语。真正的间隔部分局限于中心纤维体所在的区域及其周围很小的范围。所谓的前间隔靠近右室室上嵴的一部分，后间隔由与心室后壁重叠的肌性冠状窦底部和与心室肌重叠的右房前庭共同组成。在解剖上，房室交界区是左、右心腔间交界的广泛区域，此区域中间有一小块重叠的间隔成分（图 5.11）。

右侧房室交界区呈环形，几乎呈垂直面，其解剖标志是房室沟内的右冠状动脉。在心内膜表面，三尖瓣前庭与心室壁重叠。因此，当导管从三尖瓣环回撤时，可见大的心室电位逐渐变小，而心房电位逐渐增大（见图5.12）。位于右侧房室交界区的房室沟较左侧深。房室交界区的上方和最内侧与膜性间隔相连。

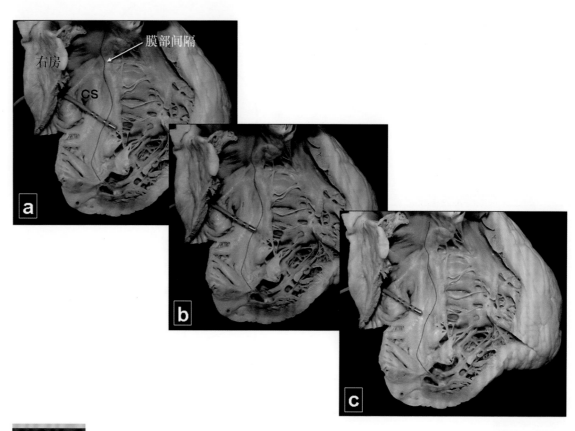

图 5.12

切开右房和右室，从右前斜位（RAO）观察。导管经下腔静脉插入，跨过三尖瓣环，置于心室（a）。随着导管回撤，分别位于房室交界区（b）及右房（c）。CS= 冠状窦

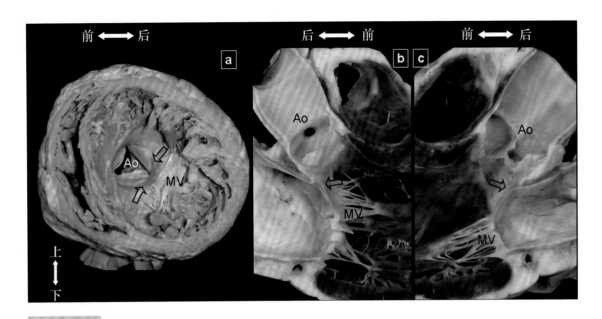

图 5.13

（a）图是一个左室扩张的心脏短轴切面，显示主动脉瓣和二尖瓣之间的纤维连接（空心箭头所示）。（b）图和（c）图是一个心脏纵切面的两部分，显示了二尖瓣（MV）前叶和主动脉瓣（箭头所示）之间的纤维连接。Ao= 主动脉

左侧房室交界区围绕着二尖瓣口，其部分区域是二尖瓣和主动脉瓣之间的纤维连接（见图 5.13）。在心房侧，纤维区域与左房肌重叠，附着于二尖瓣环上。在人类心脏的心室侧，主动脉瓣和二尖瓣之间很少覆有心室肌。因此，可能存在房室旁道的部位主要局限于有二尖瓣瓣叶覆盖的房室交界区，从左前斜位看包括从前上方到后下方的范围。

左侧房室交界的下部有冠状窦及其分支——心大静脉。低位间隔旁区域，即所谓的后间隔，是含有心外膜纤维脂肪组织与房室结动脉的下三角区（图5.14）。

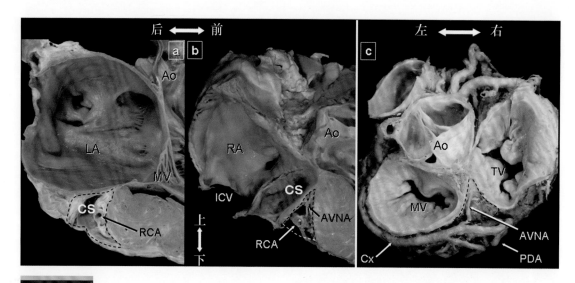

图 5.14

（a）图和（b）图以相似的方向［近似右前斜位（RAO）］展示心脏长轴切面，显示了低位间隔旁区域。（a）图和（b）图分别显示含有右冠状动脉（RCA）、冠状窦（CS）及房室结动脉（AVNA）的下三角区（虚线内）向左及向右的延伸部分。（c）图切除低位间隔旁区域的心房壁后，显示房室交界区间隔所在的局部。下三角区（虚线内）延伸到心脏深部。此心脏为左冠状动脉优势型，回旋支（Cx）发出后降支（PDA）及AVNA。Ao= 主动脉；ICV= 下腔静脉；LA 和 RA= 左房和右房；MV 和 TV= 二尖瓣和三尖瓣

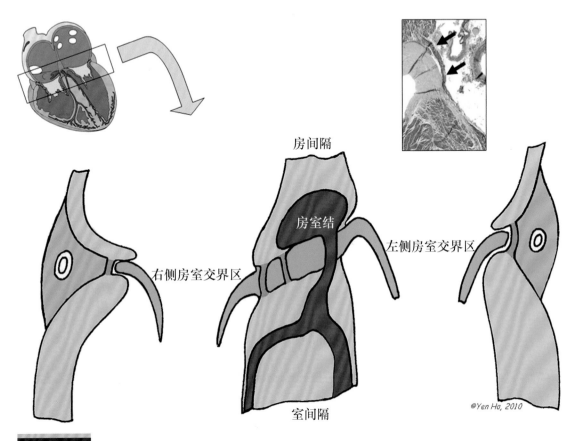

旁道

旁道（accessory pathways，AP）是正常房室传导组织以外的打破房室沟和瓣环绝缘性质的心肌桥（见图5.15）。旁道通常具有快速传导功能。房室旁道通常见于房室交界区的壁层，包括间隔旁区域，而很少见于主动脉瓣和二尖瓣之间的纤维连接区，因为在此区域心房肌和心室肌形成明显的裂隙，以发出主动脉流出道。旁道纤维通常呈线状，可达3mm宽，其心房插入端较宽，其心室插入端分成较细的分支。偶尔，旁道可呈10mm或更宽的带状。

图5.15

旁道（橙色条纹）穿过房室交界区的纤维脂肪组织（蓝色和绿色区域），连接心房肌和心室肌，跨过了真正的房室传导系统（红色区域）。右上角剖面图显示了绕过二尖瓣环（绿色区域）的左侧旁道（箭头所示）

大多数 AP 由普通的有功能的心肌细胞组成，也曾有报道部分 AP 具有特殊的心肌细胞。旁道可单个存在，偶尔可多个共存。在左侧，旁道较贴近二尖瓣环。由于右侧房室沟远较左侧深，右侧旁道肌束可穿过三尖瓣环的任何深度（见图 5.16）。

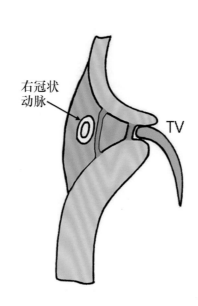

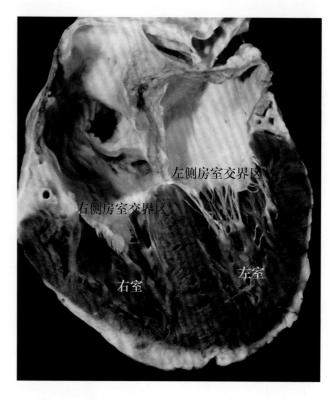

图 5.16

右图是四腔心切面，可见右侧房室（AV）沟与左侧相比更深。示意图表示有两条旁道（橙色条纹），旁道既可靠近三尖瓣（TV）附着点，也可靠近心外膜.

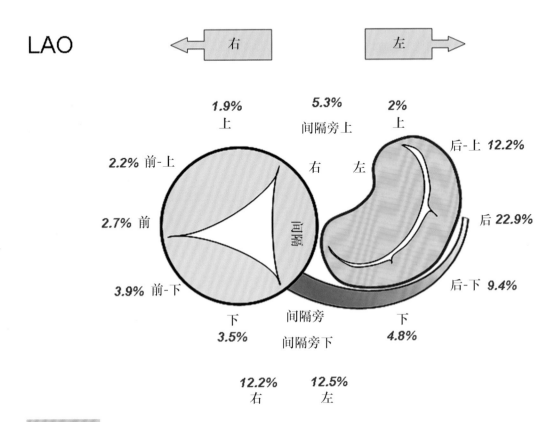

LAO

右 ← | 左 →

1.9%
上

5.3%
间隔旁上

2%
上

2.2% 前-上

右   左

后-上 12.2%

2.7% 前

间隔

后 22.9%

3.9% 前-下

后-下 9.4%

下
3.5%

间隔旁
间隔旁下

下
4.8%

12.2%
右

12.5%
左

图 5.17

此为左前斜位（LAO）的三尖瓣环和二尖瓣环周边方位的解剖命名示意图，并标注了德国汉堡圣乔治总医院近二十年来所消融旁道的分布比例

AP 的好发部位

要想精确描述 AP 位置，必须分清房室交界区的游离壁和间隔部各处的解剖命名。多数 AP 位于二尖瓣环，插入点的分布差别很大。图 5.17 所示为某研究中心的 20 年经验总结。

AP 的电生理特性及相关的心律失常

　　WPW 综合征通常代表旁道所致的心律失常，它代表患者的旁道具有前向传导功能（心房到心室激动），并发生阵发性心动过速。旁道前向传导所形成的 δ 波与旁道位置及心室预激程度有关（见图 5.18）。

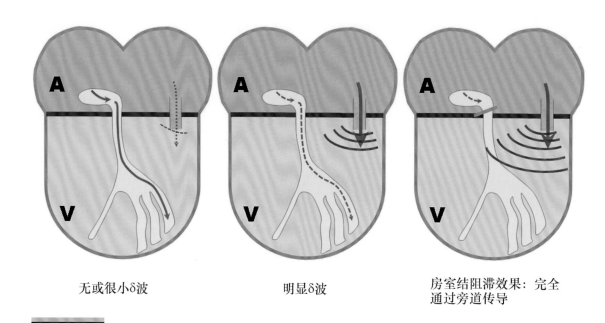

无或很小δ波　　　　　明显δ波　　　　　房室结阻滞效果：完全通过旁道传导

图 5.18

此为依赖于房室（AV）结与旁道（AP）的传导特性所产生的预激现象。虚线代表慢传导，实线代表快传导。右侧图显示存在具有前向传导功能的旁道时，房室结阻滞剂所产生的影响。由于房室结阻滞剂对旁道传导无影响，因此室上性激动完全经旁道传导，形成最大程度的预激，体表心电图（ECG）出现非常宽大的 QRS 波群

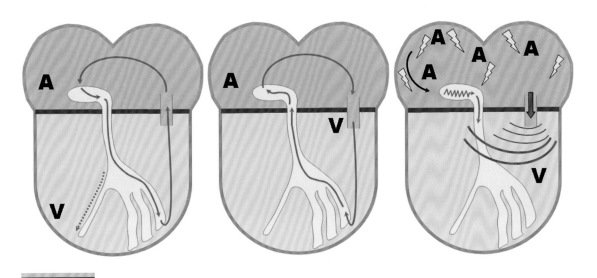

图 5.19

此为旁道存在时可能产生的三种心律失常的示意图。左图描述了经房室（AV）结顺向传导、经旁道逆向传导的顺向型房室折返性心动过速的形成机制。中间图描述了经旁道前向传导，经房室结逆向传导的逆向型房室折返性心动过速的形成机制，注意形成了宽 QRS 波群心动过速。右图描述了心房颤动时激动既经房室结前向传导，也经旁道前向传导，导致不规则的宽 QRS 波群，并有心脏猝死的危险

这类患者可发生宽 QRS 波群的逆向型房室折返性心动过速，甚至更危险的情况如预激合并心房颤动（见图 5.19）。然而，实际上多数 AP 只有逆向传导功能（心室到心房激动），并在基线 12 导联心电图上看不到 AP 存在的证据，称为隐匿性旁道，所引起的室上性心动过速为窄 QRS 波群的顺向型房室折返性心动过速（房室结前向传导）。一些 AP 具有双向传导功能，既可产生顺向型也可产生逆向型房室折返性心动过速。

旁道插入点的诊断

基线 12 导联心电图可提供具有前向传导功能的 AP 插入点的信息，仅有逆向传导功能的 AP 只能通过侵入性电生理检查来诊断。通常置于房室瓣环的诊断导管可指示 AP 插入点。冠状窦（CS）电极围绕着二尖瓣环，Halo 导管则可置于三尖瓣环附近。还可用非常细（2～3Fr）的电极在冠状动脉（右冠状动脉或回旋支）内进行标测，标测窦性心律下心房和心室电位融合的位置（见图 5.20）。在仅有逆向传导功能的 AP，心室起搏（勿离可疑的 AP 插入点太远）可发现最早的心房激动点。同时记录 His 束区的激动，可鉴别房室结传导，并可于左前斜位下将其作为间隔的标志。

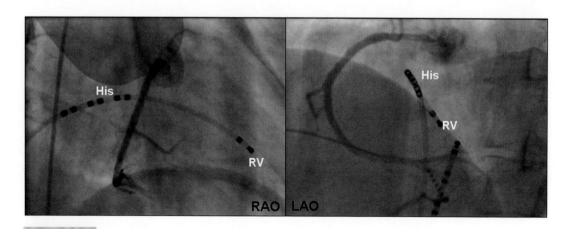

图 5.20

此图描述右前斜位（RAO）和左前斜位（LAO）下右冠状动脉（RCA）与 His 束电极的位置关系。RCA 近段位于右侧房室沟内。注意可以在 RCA 内放置一条非常细（2～3Fr）的标测电极定位心外膜旁道。RV= 右室

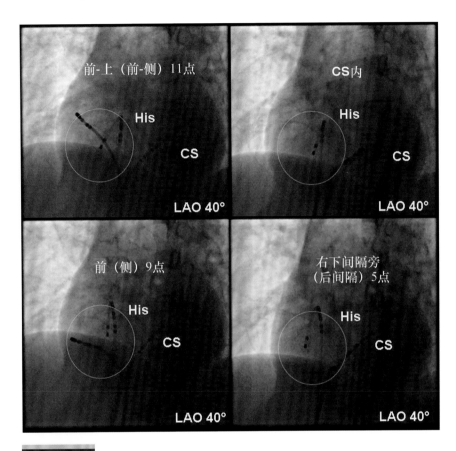

图 5.21

此为经股静脉途径标测三尖瓣环（黄色圈所示），定位右侧旁道插入点的示例。从 10 点钟到 2 点钟的位置特别难以固定导管。注意冠状窦（CS）口和冠状窦内的区别是后者有大的心房电位（右上图和右下图所示）。LAO= 左前斜位；His=His 束电极

使用标测和消融导管进行有规律的、精细的标测，可精确定位 AP 插入点，例如围绕三尖瓣环（TA）标测。在准确的 AP 插入点上，除可标测到最早的心室 / 心房激动，还可标测到特殊的 AP 电位，此即为导管消融的靶点。固定导管，避免局部电位随心跳摆动，是保证标测和消融成功的关键。

右侧 AP 的标测

大部分 TA 上的 AP 插入点可顺利地从下位静脉（股静脉）路径到达（见图 5.21），但导管在 TA 的上游离壁象限（TA 前壁至房室交界区的上间隔旁的区域，也可称为游离壁至 His 束旁区域）难以固定。改为上位静脉途径如经颈静脉或锁骨下静脉可获得良好的导管稳定性（图 5.22）。导管移动顺序是先到右室，然后缓慢回撤到右房，在该处较为稳定，不易发生移位。

左侧 AP 的标测

　　左侧 AP 可通过两个途径到达，既往多数电生理医生常用逆行途径（见图 5.23），但目前随着穿刺房间隔的经验丰富起来，越来越多的医生喜欢选用穿房间隔途径。

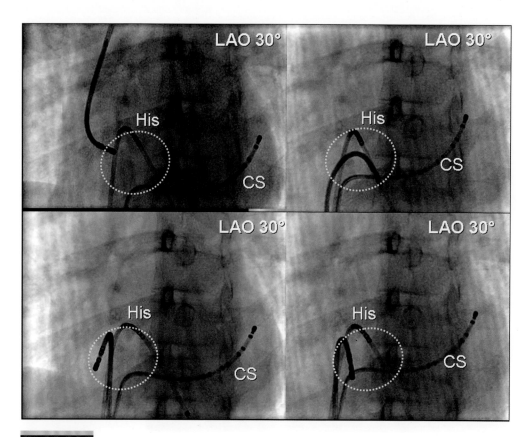

图 5.22

此为上腔静脉途径（如经锁骨下静脉或颈内静脉）到达三尖瓣环上部的示例，此方法可提高导管稳定性。CS= 冠状窦；His=His 束电极；LAO= 左前斜位

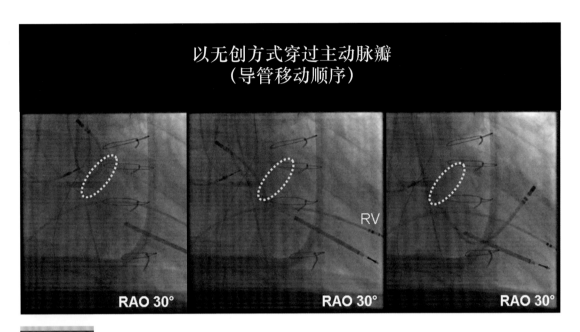

以无创方式穿过主动脉瓣
（导管移动顺序）

RV

RAO 30°　　RAO 30°　　RAO 30°

图 5.23

此为逆行跨过主动脉瓣的示意图。将导管远端充分勾起跨过主动脉瓣，可避免损伤半月瓣。黄色虚线表示主动脉瓣的大致位置。必须小心避免消融导管进入冠状动脉开口，建议密切观察体表心电图的 ST 段。RAO= 右前斜位；RV= 右室

逆行法 | 穿刺股动脉成功后，将导管经主动脉逆行送入，在升主动脉将导管弯曲，以避免损伤的方式跨过主动脉瓣（见图 5.23）。这不但可以避免损伤主动脉瓣，还可以避免阻塞或顶破冠状动脉。

一旦跨过主动脉瓣，导管即在二尖瓣叶下方来回摆动。为了标测二尖瓣环上数个部位，必须部分回撤并重新送入导管，因为二尖瓣及其附属物阻挡了导管侧向及旋转标测（见图 5.24）。

穿房间隔法标测二尖瓣环 | 穿刺房间隔的技巧详见第 7 章。由于左房心内膜面较右房光滑，穿房间隔进行二尖瓣环标测在技术上难度不大，此法可对二尖瓣环进行连续标测（见图 5.25）。CS 电极是 AP 插入点的路标，因此无论是在右前斜位还是左前斜位上进行二尖瓣环上的导管定位，它都具有良好的指引作用。导管远端平行于CS 电极，并在心脏跳动时随着 CS 电极一起活动，而且局部电位不因心脏跳动而发生变化，则可证明导管和组织接触稳定。用此方法标测虽然方便，但最大的不利之处在于难以标测远离瓣环的心外膜 AP。逆行途径有利于导管更加贴靠 AP 插入点。

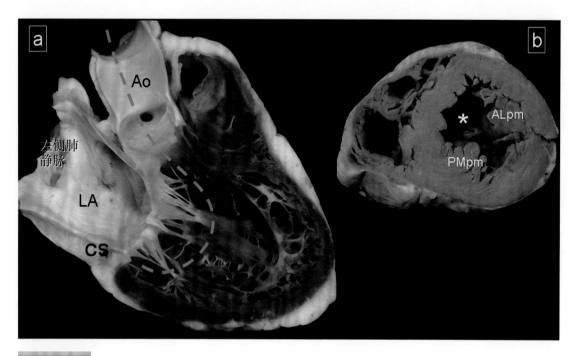

图 5.24

（a）图为近似前后位（AP）方向切开的心脏长轴切面，显示用逆行法（虚线所示）跨过二尖瓣附属物到达下间隔旁区域。（b）图为望向主动脉流出道（星形所示）的心脏短轴切面，显示前外侧乳头肌（ALpm）和后内侧乳头肌（PMpm）非常靠近。Ao= 主动脉；CS= 冠状窦；LA= 左房

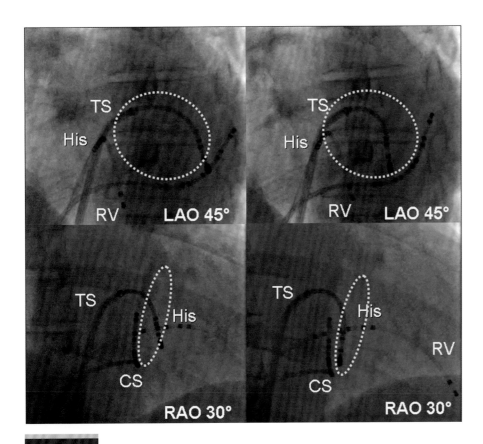

图 5.25

此图显示以穿房间隔（TS）的方式标测二尖瓣环［以冠状窦（CS）电极作为标志］，包含左前斜位（LAO，上排图）和右前斜位（RAO，下排图）。注意左右两种不同的心脏轴位，可很容易地从消融导管头端的局部记录信号中判断出精确定位（更偏心房还是更偏心室）消融导管头端标测到理想靶点的电位（心房电位较心室电位更明显），RAO 同样有用。LAO 充分展示了二尖瓣环，是定位的最佳体位。CS 电极上记录到最佳电信号的电极也有助于确认 AP 的位置。His=His 束电极；RV= 右室

间隔旁 AP 的标测

间隔旁区域是导管消融难度较大的部位，因为常规途径有时难以固定导管，另外也有损伤位于低位间隔旁的房室结动脉和位于高位间隔旁的冠状动脉主干的风险。此外，CS 瓣膜样结构等解剖变异也可增加操作困难（详见第 1 章）。

在 CS 近段放置电极间距较小的 CS 电极有助于标测间隔旁 AP。在 CS 近段进行消融时使用冷盐水灌注导管可克服阻抗高的问题，但需使用较低的放电能量以避免损伤冠状动脉或导致穿孔。

特殊 AP 的标测

虽然大部分 AP 直接穿过常规的房室交界区，但有一些 AP 呈斜向走行，少数情况下还可能在局部存在多条 AP 纤维。因此，术者需要留意一些少见的情况，如与 CS 系统相关的 AP 和特殊传导组织来源的 AP。

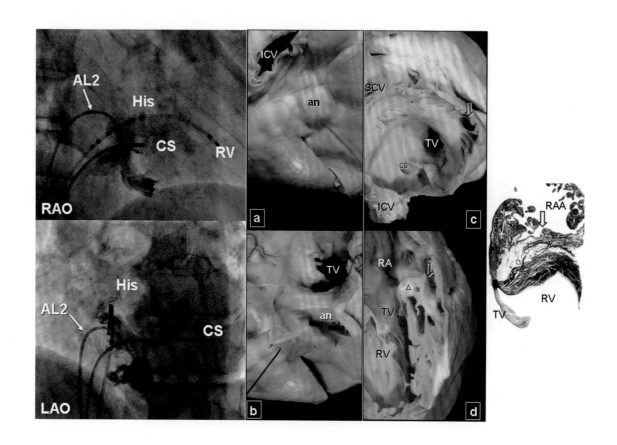

图 5.26

左列显示用冠状动脉 AL2 导管直接进行冠状窦（CS）造影，清楚地显示了一例后间隔 AP 患者的 CS 憩室的大小和位置［上图为右前斜位（RAO），下图为左前斜位（LAO）］。要注意将 CS 憩室颈部显示清楚，因为多数 AP 就位于此处。注意 CS 电极远端进入了一条小分支，记录到大的心室波，而仅有较小的远场心房波。（a）图和（b）图显示了从心外膜所见的心中静脉瘤（an），切开后在（b）图可见其肌性血管壁。（c）图和（d）图显示位于锐缘的瘤状冠状静脉所在的房室连接处，其肌性血管壁位于房室沟的表浅部位（三角所示），直接开口于右房的梳状肌之间（空心箭头所示）。右侧的来自另一心脏的组织切片显示一条前位的冠状静脉（箭头）直接开口于右心耳（RAA），被肌袖（星号所示）包绕。His＝His 束电极；ICV 和 SCV＝下腔静脉和上腔静脉；RV＝右室；RA＝右房；TV＝三尖瓣

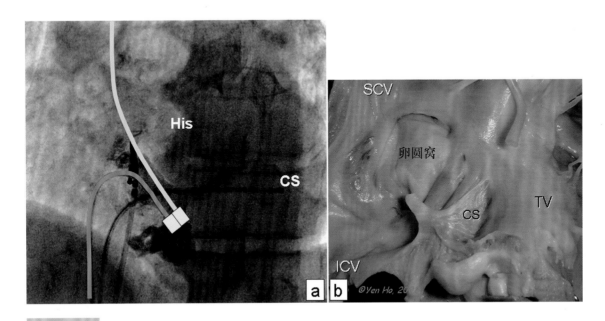

图 5.27

（a）图显示如何经上方路径和股静脉路径进入冠状窦（CS）近端。当存在 Thebesian 瓣或右房扩大、Ebstein 畸形时，上方路径的帮助尤其大。(b) 图显示一个很大的 Thebesian 瓣阻挡了导管从下方路径到达 CS，而经上方路径则可直接到位。His=His 束电极；ICV 和 SCV= 下腔静脉和上腔静脉；TV= 三尖瓣

CS/静脉系统相关 AP 的标测 | CS 憩室是与 AP 发生相关的结构，有时冠状静脉的分支也与 AP 相关，此时在心房内可有扩张的静脉开口。有一些与心耳和心室重叠相关，个别病例还可能与冠状静脉隧道有关。这些 AP 的解剖基质是冠状静脉跨过房室交界区处存在较多的肌袖组织，或者静脉憩室的肌性静脉壁延伸至心室（见图 5.26）。这些 AP 的消融靶点是心房面的静脉（憩室）颈部。经上方路径较易到达 CS 憩室颈部（见图 5.27）。

多条 AP 的标测 | 消融后需仔细评估所有的电信号，尤其是心室起搏时无室房分离现象时，需留意不要忽略潜在的 AP。Ebstein 畸形的患者有较高的多条 AP 发生率，患者的三尖瓣隔瓣和后瓣向心尖下移，产生所谓的"房化右室"。与 Ebstein 畸形有关的内容详见第 11 章。

罕见 *AP 的标测* | 这些 AP 具有与正常房室传导系统相连的肌性连接，命名根据其与特殊传导组织连接的水平而定，如房束束、结束束、结室束等（见图 5.28）。房束纤维用于描述两种情况。早前用于描述直接穿过中心纤维体，连接心房和 His 束或共同房室传导束的纤维，也称为心房-His 束 AP。近年，房束束通常用于描述连接心房肌和右束支的纤维。这种纤维的特点是较长，起源于右房锐缘，有或无由特殊传导组织形成的发育不完全的结样组织，跨过房室交界区壁层，穿过心室壁层直达心尖部，在该处与穿过调节带的右束支相连。∎

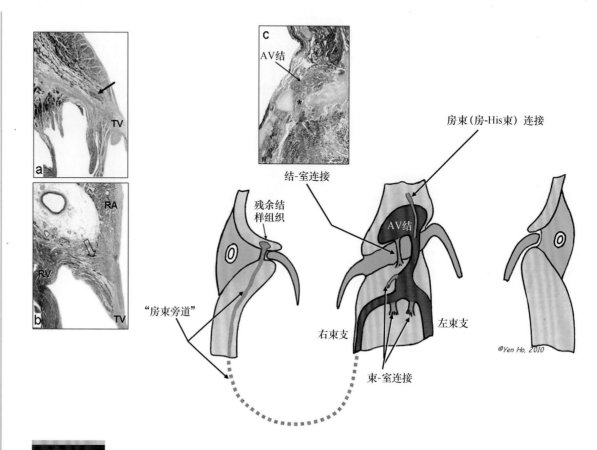

图 5.28

此图显示与房室传导束有关的特殊 AP。插图为一例心肌病的组织细胞切片。（a）图和（b）图显示位于三尖瓣环锐缘的残余结样组织（小箭头）与宽旁道纤维（空心箭头）相连，（c）图显示结室束（星号所示）跨过 His 束，连接房室（AV）结和室间隔嵴部。RA= 右房；RV= 右室；TV= 三尖瓣

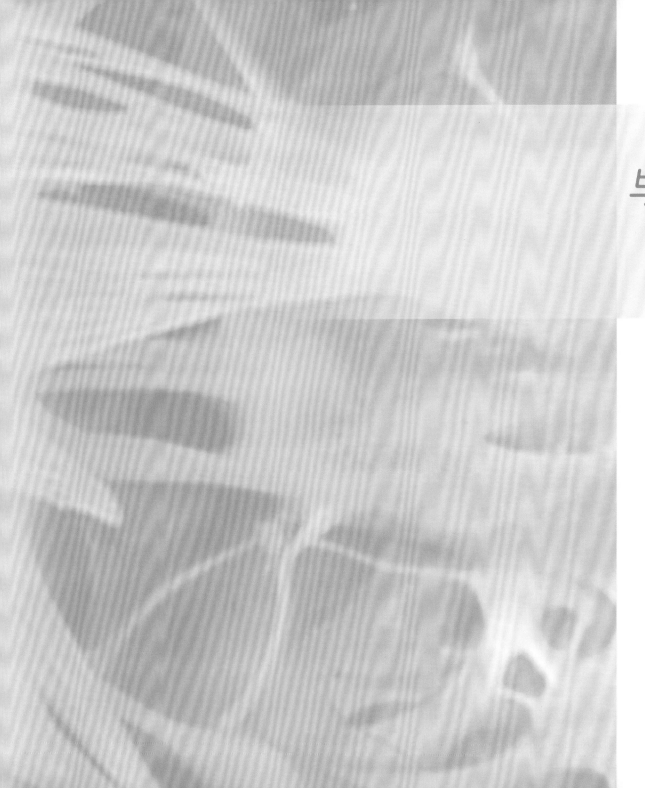

6

与室上性心动过速相关的右房

右房是大多数电生理检查中最早进入的心腔。本章节将展示一些关键部位如房室交界区、Koch 三角及位于三尖瓣环和下腔静脉之间的峡部。

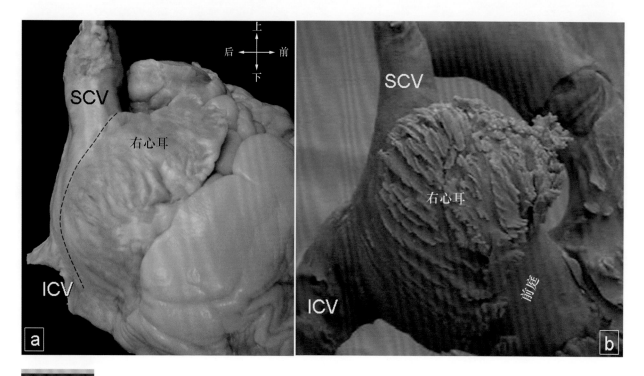

图 6.1

（a）图显示右侧位看右房心外膜，（b）图显示三角形的右心耳心内膜面。界沟（虚线所示）及其对应的终末嵴（界嵴）将右心耳边缘和右房的静脉部分区分开来。从心内膜观，前庭心内膜是光滑的，其心外膜由脂肪覆盖。ICV 和 SCV= 下腔静脉和上腔静脉

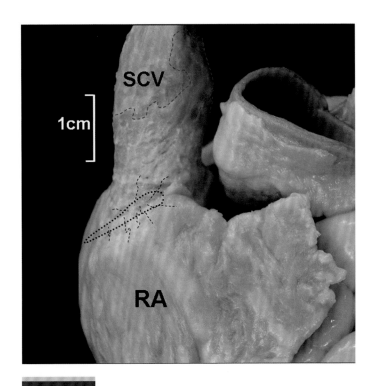

图 6.2

此图显示在上腔静脉和右房交界处有"肌袖"环绕上腔静脉（SCV），延伸距离不等（红色虚线所示）。窦房结位于点线所示的位置，窦房结的延伸纤维如短虚线所示。RA= 右房

解剖

在解剖上，右房最适宜被划分为三部分：右心耳、静脉成分和前庭；第四部分是间隔部，是双侧心房的共同区域。外观上，右房的特征为具有一个大的三角形心耳，指向前上，向外侧延伸。心耳和静脉成分的交界处有一条被脂肪覆盖的沟（终末沟），其心内膜面对应着终末嵴（见图6.1）。终末嵴形态像 C 形的突起，起自间隔面的腔静脉前束，途经上腔静脉入口前缘，从前至后沿右房侧壁走行。窦房结位于终末沟的心外膜下，上腔静脉与右房交界的前外侧。通常，右房心肌可延伸至上腔静脉壁的心外膜面，可长达数厘米（见图6.2），但很少见心肌环绕下腔静脉。

右房的显著特征是有一个大心耳。其内膜面有突出的肌束称为矢状束，矢状束从上方来自腔静脉前束，发出多个分支至三角形的心耳尖部（见图 6.3）。腔静脉前束在右房外侧进入终末嵴，从终末嵴几乎垂直发出大量梳状肌，扩布到整个右心耳壁，形成右房侧壁。通常，短的梳状肌可延伸至右房下壁。虽然梳状肌分布甚广，但很少延伸到三尖瓣环，因为那里有一条光滑的肌缘（前庭）阻隔，前庭环绕三尖瓣开口，其心肌成分插入三尖瓣叶。梳状肌走行于心内膜面，各肌束之间的心房壁很薄，有些地方几乎菲薄如纸（见图 6.3）。在右房内，梳状肌分支和重叠分布情况清晰可见，这种结构可能与心房内折返有一定关系。

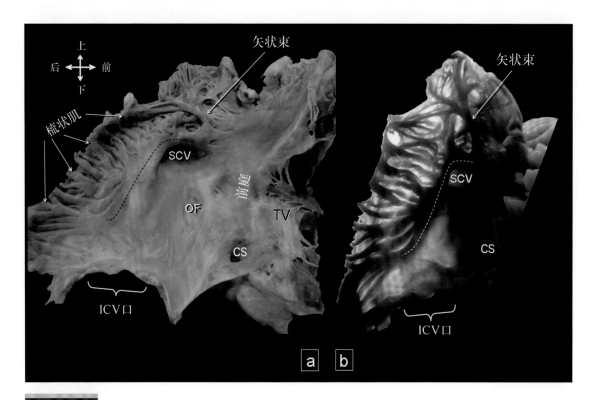

图 6.3

（a）图显示切开的右心耳和下腔静脉（ICV），将右心耳壁向后翻开显示其内面。（b）图显示透光观察梳状肌之间的如纸般薄的右心耳肌壁。可见三尖瓣口近端前庭的心内膜很光滑。CS= 冠状窦；OF= 卵圆窝；SCV=上腔静脉；TV= 三尖瓣

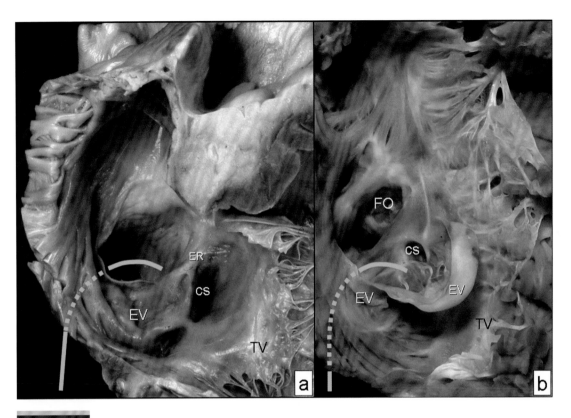

位于上下腔静脉之间的静脉成分构成了右房后壁，其特点是表面光滑地融入房间隔。静脉成分与粗糙的梳状肌之间的分界是表面突起的终末嵴。终末嵴的下端边界不清，分为数个小肌束延伸到前庭和下腔静脉开口，融入所谓的"心房扑动"区域（下腔静脉 - 三尖瓣）或下位峡部（见下文）。位于下腔静脉开口的欧氏瓣也存在变异（见图6.4）。欧氏瓣通常呈三角形片状纤维或纤维肌组织，向内侧插入欧氏嵴或窦隔，后者是卵圆窝和冠状窦（CS）的分界。

图6.4

此为欧氏瓣（Eustachian valves，EV）图例，蓝线代表从下腔静脉进入的导管。（a）图的欧氏瓣位置较高，欧氏嵴（ER）明显凸起，冠状窦（CS）没有 Thebesian 瓣。（b）图的欧氏瓣较大，呈瘤样突入三尖瓣开口，从与欧氏瓣的位置关系来看，CS 似乎"长错了地方"。FO= 卵圆窝；TV= 三尖瓣

欧氏瓣的游离缘呈腱索状（Todaro 腱）走行于欧氏崤的肌样结构中。它是 Koch 三角的其中一缘，标志着房室结的边缘（见图 6.5）。Koch 三角前缘是三尖瓣隔瓣附着处（瓣环）。在 Koch 三角上方，中心纤维体是 His 束的标志。Koch 三角下缘是 CS 开口及紧邻的前庭部分。

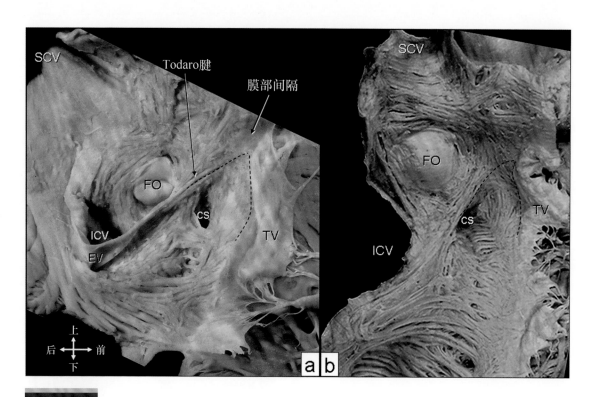

图 6.5

（a）图是近似右前斜位（RAO）的右房，显示了 Koch 三角的边缘（虚线所示）。（b）图为切开心内膜下显示 Koch 三角（虚线所示）内方向各异的心肌纤维。CS= 冠状窦；EV= 欧氏瓣；FO = 卵圆窝；ICV 和 SCV= 下腔静脉和上腔静脉；TV= 三尖瓣

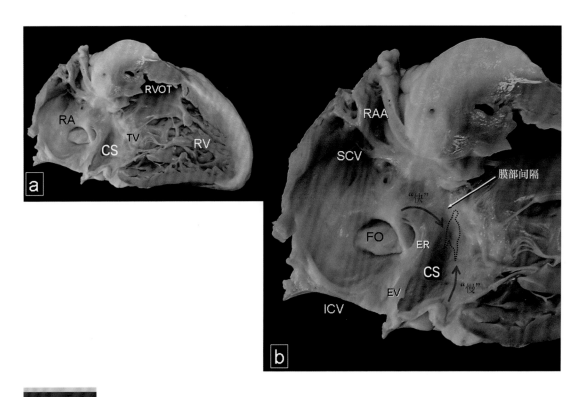

前庭是房室结折返性心动过速（atrioventricular nodal reentrant tachycardia，AVNRT）的慢径路的消融位置，快径路位于邻近 Koch 三角顶点的肌性区域（见图 6.6）。

Thebesian 瓣是 CS 口覆盖的半月形结构（见图 6.7）。通常此瓣呈筛状，极少见完全封闭 CS 口的 Thebesian 瓣。

图 6.6

（a）图为右心切面，显示右前斜位的右房（RA）。（b）图为放大版，描述常见的快径路和慢径路向致密房室结（虚线所示）的走向。CS= 冠状窦；ER 和 EV= 欧氏嵴和欧氏瓣；FO= 卵圆窝；ICV 和 SCV= 下腔静脉和上腔静脉；RAA= 右心耳；RV= 右室；RVOT= 右室流出道；TV= 三尖瓣

与电生理有关的方面

右房与 AVNRT

典型的房室结折返性心动过速是最常见的窄 QRS 波心动过速。通常表现为阵发性心悸，患者常主诉心动过速骤发骤止的症状。

CS 大小可作为 AVNRT 的标志 | 一些报道认为 CS 口的大小是 AVNRT 的危险因素。由于两条或多条房室径路的不同传导特性是引起此心动过速的关键，因此不同径路之间的距离可导致明显不同的传导特性。虽然直接注射造影剂（如用左侧 Amplatzer 诊断导管，AL2）可很容易地显示 CS 口的大小，但很少用于电生理检查。实际工作中往往用消融导管探查 CS口，在该处可同时标测到大的心房（A）波和心室（V）波。

虽然 AVNRT 的准确折返环路仍不清楚，但目前有好几个关于激动传入和传导的假说（见图 6.8）。消融所谓的"慢径路"（slow pathway，SP）是最不容易造成

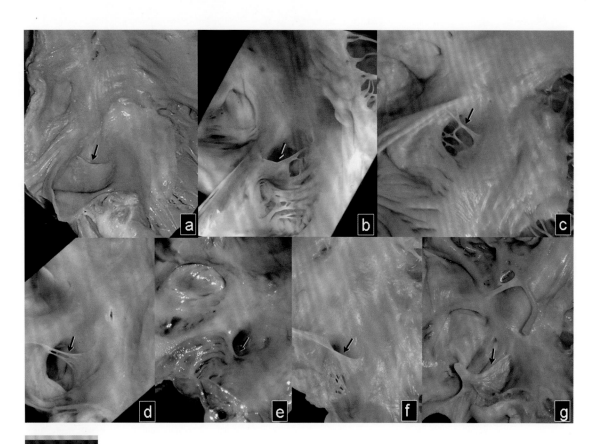

图 6.7

此图显示位于 CS 口的 Thebesian 瓣的形态变异。此瓣为一半月状结构（a）并有"开窗"［如（b）和（c）］，也可呈带状（d），也可缺如（e），也可面积很大并有"开窗"（f），也可因其面积太大而导致 CS 通过其上方的裂隙开口（g）

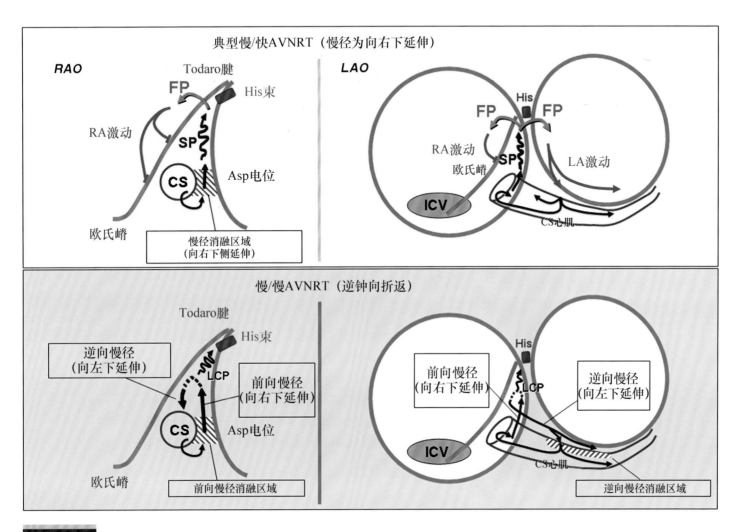

图 6.8

此图显示各种类型的 AVNRT 及其可能的折返环路（摘自 Nakagawa H，Jackman WM，Circulation，2007）。图例显示了右前斜位（RAO，左图）和左前斜位（LAO，右图）的传导顺序（箭头所示）。CS= 冠状窦；FP 和 SP= 快径路和慢径路；ICV= 下腔静脉；LA 和 RA= 左房和右房；LCP= 低位共同通道

完全性房室传导阻滞的方法，而"快径路"（fast pathway，FP）改良的方法已被弃用，因为有较高的造成完全性房室传导阻滞的风险。

辨认 SP 区的关键因素在于明确 Koch 三角的基底部（见图 6.9）。致密房室结体部位于 Koch 三角的顶部，His 束在该处穿过中心纤维体。Koch 三角下方有若干结性组织向右下及左下分布到二尖瓣和三尖瓣。这些结性组织的延伸也与 SP 传导有关。此区域也存在与致密房室结相连的移行细胞区，这也与 SP 传导有很大关系。

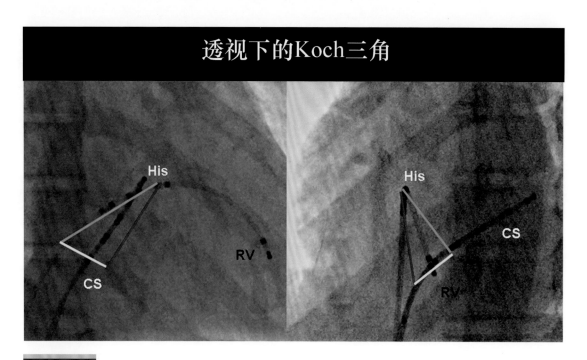

透视下的Koch三角

图 6.9

此图描述了右前斜位（RAO）和左前斜位（LAO）上 Koch 三角的标志。红线代表三尖瓣环，RAO 上可见其与冠状窦（CS）电极平行，其上端起自 His 束区（His 束电极所示）。Todaro 腱的结构非常薄，大约位于 His 束电极的近端。His=His 束电极；RV= 右室

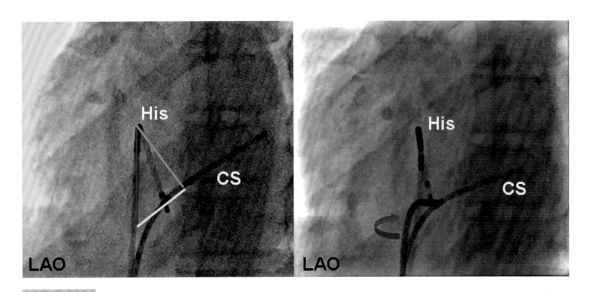

图 6.10

显示了左前斜位（LAO）标测慢径路的影像。从靠近心室的位置缓慢回撤导管，轻微顺时针转位，在冠状窦（CS）电极水平要仔细标测局部心房电位。只需很轻微地回撤导管即可标测到明显增加的心房波振幅。His=His 束电极

只需利用 CS 电极和 His 束电极的轴，即可在影像上显示出 Koch 三角。由于个体心脏轴位各不相同，需要根据情况调整角度（最重要的体位是左前斜位，与 His 束电极方向垂直）（见图 6.9），有助于消融导管标测 SP 电位，确认消融靶点。

要在 SP 区域标测 SP 电位，应先在 CS 前上方标测到大 V 波，缓慢回撤导管，并向 CS 口顺时针旋转（见图 6.10）。由于 SP 位于心内膜，因此无需用高能量消融（见图 6.11），可降低损伤周围组织及房室传导阻滞的风险。

房室结移位 | 在某些情况下，房室结成分可发生移位，此时行 SP 射频消融时，可增加完全性房室传导阻滞的风险。典型的情况可见于永存左上腔静脉和相应扩大的 CS 口（见图 6.12）。此时，Koch 三角的范围变小，导致 CS 口上方与致密房室结之间的距离较通常情况缩短。

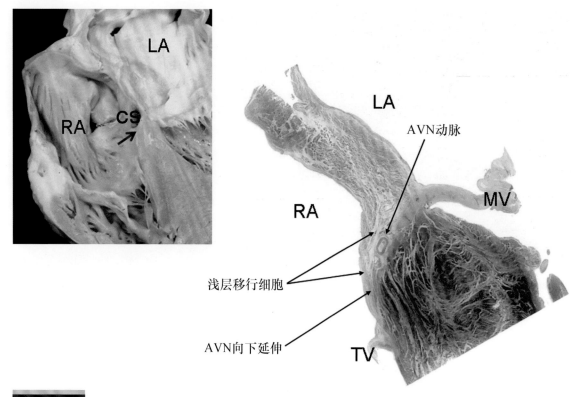

图 6.11

（a）图显示用于 SP 消融的间隔旁峡部（箭头所示）位于冠状窦（CS）口和三尖瓣环之间的前庭。该部位的组织切面显示心房组织和移行细胞区覆盖了房室结（AVN）的右下延伸支。LA 和 RA= 左房和右房；MV 和 TV= 二尖瓣和三尖瓣

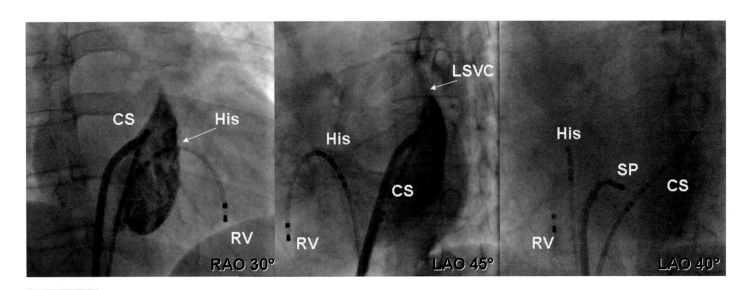

图 6.12

右前斜位（RAO，左图）和左前斜位（LAO，中间图）显示永存左上腔静脉
（LSVC）造成冠状窦（CS）开口明显扩大（造影所示）时慢径路（SP）区域
发生移位的情况。右图影像为正常情况下可记录到典型 SP 电位且射频消融时
出现结性心律的部位。His = His 束电极；RV = 右室

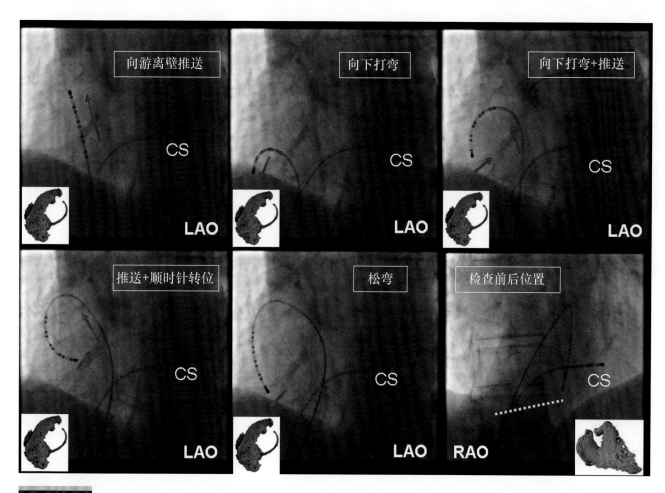

图 6.13

分步显示在右房游离壁放置多极导管的方法，重要的是要置于终末嵴的腹侧靠近三尖瓣环处（有时远端电极可记录到远场的 V 波）。右前斜位（RAO）估测下位峡部（黄色点线）的长度，有助于调整消融导管的最佳弧度。CS= 冠状窦；LAO= 左前斜位

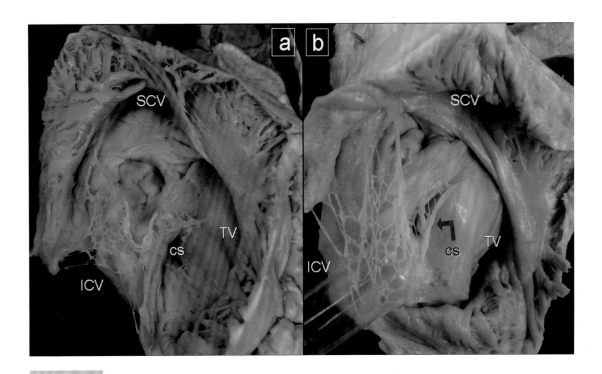

图 6.14

显示两个 Chiari 网发达的心脏。CS = 冠状窦；ICV 和 SCV = 下腔静脉和上腔静脉；TV = 三尖瓣

右房峡部依赖的心房扑动

常见类型的心房扑动是大家最为熟悉的大折返性房性心动过速。由于右房（RA）的解剖基础形成解剖屏障和功能性传导阻滞，因而这种心房扑动具有稳定的折返环路。冲动围绕三尖瓣环逆时针传导，在体表心电图上形成典型的锯齿样 P 波。典型心房扑动的消融靶点以解剖为基础，位于下腔静脉开口与三尖瓣之间的 RA 峡部（见图 6.13）。在 RA 峡部进行透壁性连续的线性消融，已确认是典型心房扑动的既定治疗方法。

导管经过下腔静脉进入 RA 时，首先遇到的解剖结构是位于下腔静脉开口的欧氏瓣。欧氏瓣通常是菲薄的、不明显的半月状结构。欧氏瓣偶尔偏大，延伸到 RA 峡部的后部。大约在 2% 的人群中，欧氏瓣可呈大小不一的网状结构，称为 Chiari 网（见图 6.14）。最大的 Chiari 网可突出到三尖瓣口水平。在电生理操作中遇到 Chiari 网时，需警惕有发生导管嵌顿的可能性。

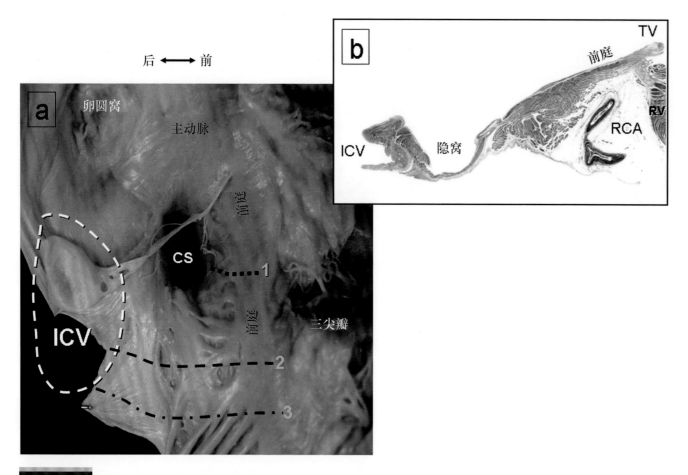

图 6.15

（a）图显示右房间隔面的正面图，右房游离壁向下铺开显示三尖瓣峡部。椭圆形虚线显示下腔静脉（ICV）开口，虚线 1 示意间隔峡部，虚线 2 示意下位（心房扑动）峡部，虚线 3 示意下侧壁峡部。紧靠三尖瓣环近端的前庭内膜光滑，其后方的肌束走向各异。（b）图是一个经过下位峡部的组织切面，显示欧氏瓣下有一处凹陷，此处心肌组织非常菲薄。右冠状动脉（RCA）走行于光滑前庭的心外膜脂肪组织中。CS= 冠状窦；RV= 右室；TV= 三尖瓣

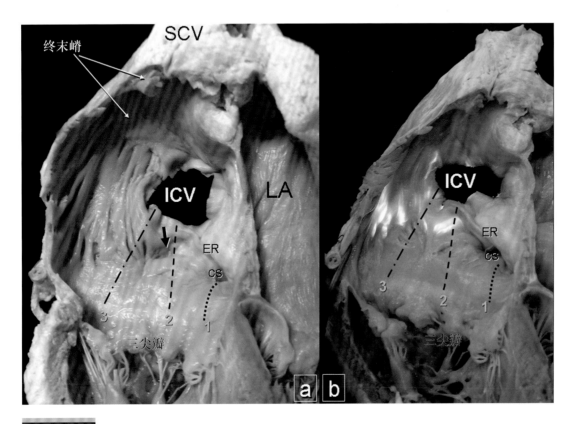

图 6.16

（a）图的四腔心切面显示了下腔静脉 - 三尖瓣峡部的正面观，（b）图显示透光情况。虚线 1、2、3 分别为间隔峡部、下位峡部和下侧壁峡部。箭头显示欧氏瓣下的凹陷。CS= 冠状窦；ER= 欧氏嵴；ICV 和 SCV= 下腔静脉和上腔静脉；LA= 左房

典型心房扑动的峡部也称下腔静脉 - 三尖瓣峡部，其前界为三尖瓣附着处（三尖瓣环），后界是欧氏瓣（见图 6.15）。该区域是一个跨度较大的心房面，内侧从所谓的间隔峡部起始，向下侧壁延伸，通常可有 3 条消融线路：间隔峡部、下位峡部和下侧壁峡部。最常用的消融线路是沿着下壁的下位峡部，也常称为中间峡部（左前斜位 6 点钟位置）。这 3 条线路的前段都是比较光滑的右房前庭，与房室沟及右冠状动脉、右室壁肌性结构有不同程度的重叠（见图 6.15）。心脏标本解剖显示，右冠状动脉与峡部心内膜面的距离约 2 ～ 11mm。与前部相反，峡部的后段主要由纤维脂肪组织构成，连于欧氏瓣。在前后段之间，峡部的形态和厚度变异均很大。在下位峡部，其中间区域由终末嵴的分支肌束和含肌纤维的纤维薄层组织构成（见图 6.15 和图 6.16）。

约 20% 的患者在欧氏瓣下方存在一个凹陷样的隐窝（见图 6.15）。这个隐窝可给经过该处的峡部线性消融带来很大麻烦，一些术者倾向于选择消融另一条右房峡部线。与下位峡部相比，下侧壁峡部较长（见图 6.16 和图 6.17），其中段通常有厚的梳状肌。除了下位峡部和下侧壁峡部之外，一些术者采用左前斜位靠内侧（间隔）的峡部线。这个峡部通常称为间隔峡部，虽然从解剖上看实际位于间隔旁，而非在间隔上。间隔峡部是位于 CS 口和三尖瓣环之间的光滑的前庭部分，是 3 条峡部线中最短但最厚的一条，心脏标本中厚度为 2 ～ 7mm。更重要的是，间隔峡部是最靠近房室结的峡部线，尤其靠近房室结的下延伸支（见图 6.17）。

用普通导管显示心房扑动的激动顺序 | 采用第 4 章所述的方法，在 CS 近段放入 CS 电极。对于 CS，通常以电生理医师所习惯的方式描述，而不根据血流方向描述。因此，CS 近段是靠近 CS 口的部分，而 CS

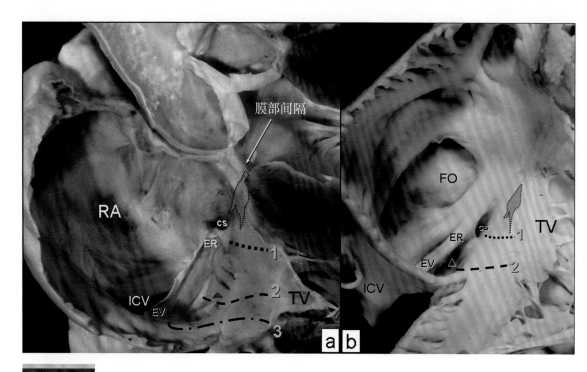

图 6.17

（a）图为经过房室结和 His 束（点区）的室间隔膜部切面，显示了间隔峡部到结区附近以及 3 条峡部线的长度。（b）图心脏存在欧氏瓣下凹陷（三角），欧氏嵴（ER）也很突出。CS= 冠状窦；EV= 欧氏瓣；FO= 卵圆窝；ICV= 下腔静脉；RA= 右房；TV= 三尖瓣

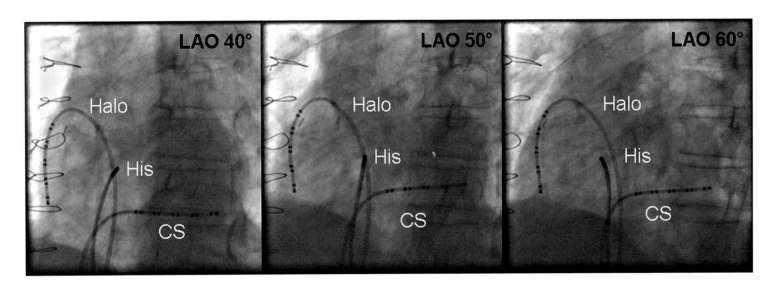

图 6.18

不同角度（40°～60°）的左前斜位（LAO）显示导管位置，术者需根据房室间隔的心脏轴位选择相应的投照位。CS=冠状窦；Halo 和 His=Halo 电极和 His 束电极远段是远离右房的位置。在逆钟向典型心房扑动中，CS 激动顺序由近端向远端。为了便于标测右房游离壁的激动顺序，需要放置一条"曲棍"形的多极导管，使最远端的电极靠近设想的消融线（见图 6.13 和图 6.18）。有一种可把 CS 电极和右房游离壁电极组合起来的导管，但这种导管跨越了消融线，会造成消融导管的操作困难。

沿右房游离壁放置 Halo 电极可证实激动传导顺序，比如在典型的逆钟向心房扑动时右房游离壁的激动顺序是从头到脚（见图 6.19）。必要时，还可放置 His 束 / 右室心尖电极，以标测房室结传导，还可用于临时心室起搏（如房室结传导情况不明或延长时）。

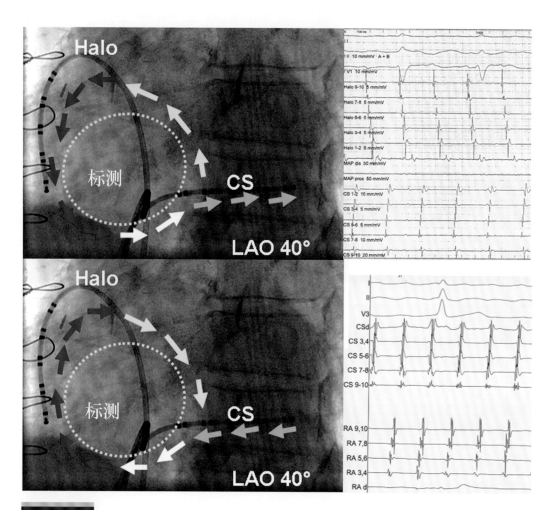

图 6.19

左前斜位（LAO）影像上，用彩色箭头显示逆钟向（左上图）和顺钟向（左下图）的心房激动顺序。右图为典型的多极导管记录图。CS= 冠状窦；Halo=Halo 电极

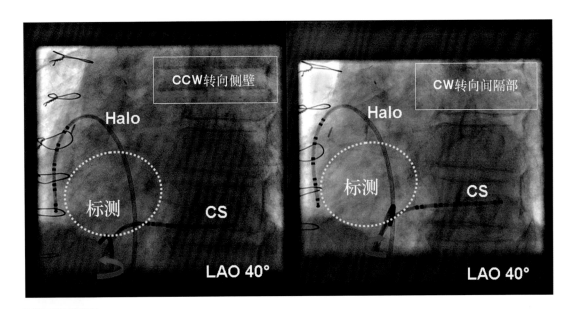

显示左前斜位（LAO）标测下位峡部。逆时针（CCW）微旋转导管可更贴靠侧壁的位置，顺时针（CW）微旋转导管可更贴靠间隔的位置。导管离三尖瓣环的距离可参考心室远场电位判断。如果近端电极不再有心房波，说明近端的两个电极环已接触不到心房（如已位于下腔静脉内）。CS= 冠状窦；Halo=Halo电极

消融导管可确认位于远端 Halo 电极和近端 CS 电极之间的下位峡部的心房激动（见图 6.20）。

用更高级的标测系统显示激动顺序｜逐步标测可完全重建右房的折返激动，有助于确认重要的传导屏障。除了这些所谓的局部激动时间或传导图外，可进一步展示和评估局部电位（见图 6.21），这有助于了解下位峡部消融区的精确解剖，并明确隐窝、大肌束等解剖障碍。

消融靶点｜运用拖带技术可明确位于三尖瓣环和下腔静脉之间的下位峡部的关键作用。通过移动消融导管标测靶点区域有助于明确消融线上的解剖障碍，而消融线上无漏点是保证长期疗效的关键所在。

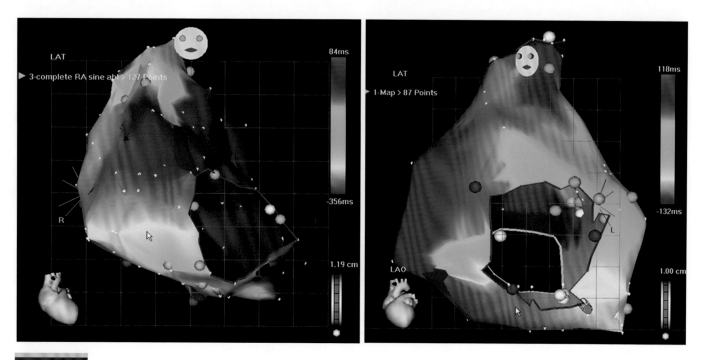

图 6.21

此为用 CARTO 三维电解剖标测系统所标测的两种不同的右房激动图。用不同的
"兴趣窗"（windows of interest，WOI）所获得的激动图颜色分布是不同的，但均
显示逆钟向心房扑动。LAO= 左前斜位

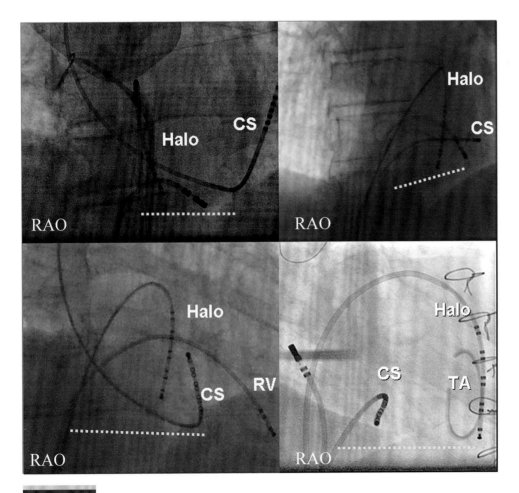

图 6.22

四名患者于右前斜位（RAO）30° 投影的下位峡部长度示例。黄色虚线表示从三尖瓣环（TA）至下腔静脉（IVC）之间的大概长度，下腔静脉可以从各条导管进入右房的位置找到（全部于右前斜位投影）。CS= 冠状窦；Halo=Halo 电极；RV= 右室

靶点区域的判断 | 首先标测三尖瓣峡部的心室端，此处有大 V 波和小 A 波。采用右前斜位标测三尖瓣环时，可参考经股静脉放置的长鞘与 CS 电极之间的距离来选择消融导管的大小（见图 6.22）。

消融导管到位三尖瓣环后，采用左前斜位更便于导管从下位间隔向后侧壁贴靠。顺时针旋转导管可使之贴靠间隔（见图 6.20），同时，导管远端的电位也会逐渐接近 CS 近端的电位。逆时针旋转导管手柄，导管更靠近侧壁，远端的电位则逐渐接近 Halo 电极远端的电位（见图 6.20）。

根据预设的消融路线缓慢后撤消融导管，直至 A 波完全消失、导管滑进下腔静脉为止。消融间隔峡部时，需注意不要损伤房室结及其下延伸支（参考图 6.17）。

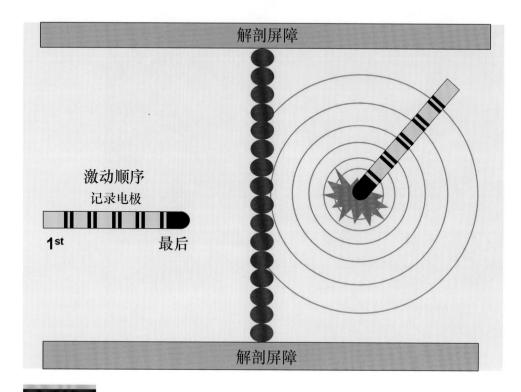

检查消融线上漏点的方法｜最初，大家曾认为持续的心房扑动终止是消融成功的唯一必要终点。后来发现这种方法只有75%的成功率，长期随访发现相当一部分患者复发了相同的心律失常。目前认为，达到消融线上的完全传导阻滞才是关键的终点，而消融线上存在漏点是复发的原因。通过起搏靠近消融线两侧的电极（如Halo电极远端和CS电极近端），观察彼此之间的传导顺序和传导时间可验证消融线是否达到了完全传导阻滞（见图6.23）。

如果消融线完全阻滞，用消融导管沿着消融线标测可发现消融线上的电位分裂成双电位（电信号到达消融线两侧的时间有差异）。但在有漏点的位置，可见电位仍是单一的，证明此处电信号可以从一侧直接传到另一侧（见图6.24），此时沿消融线仔细标测可见双电位之间的距离越来越近，直至合二为一，此即漏点所在。

图 6.23

此图显示消融线上完全阻滞时，在靠近消融线的两侧起搏时会发生双向传导阻滞

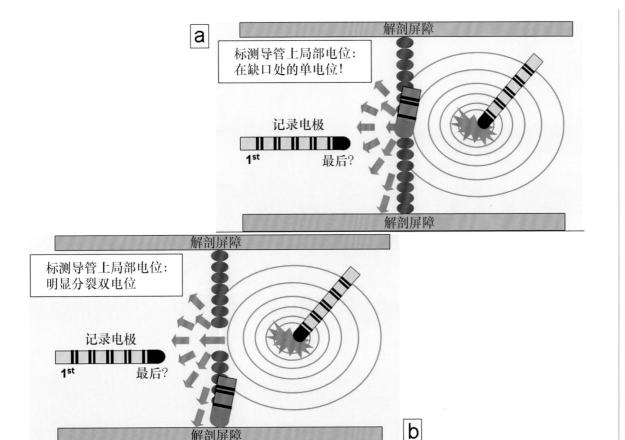

图 6.24

此图显示如何寻找消融线上的漏点。小箭头显示通过漏点的局部传导：（a）图显示在漏点上可标测到单一电位或碎裂电位；（b）图显示在逐渐远离漏点的位置可标测到更多的双电位（DP）

按照之前消融三尖瓣峡部的线路缓慢移动导管，以检查峡部线漏点。Halo 电极的心房激动顺序可在消融中较早地发生变化，但并不能排除消融线上仍有缓慢传导功能，这可能导致对消融线完全传导阻滞的错误判断。

相关并发症 | 下位峡部的厚薄变异性很大，因此需注意消融功率不可太高。最大的风险是损伤走行于房室沟内的右冠状动脉。一旦发生损伤，即可出现 ST 段抬高，此时要进行急诊冠状动脉造影，甚至可能要进行经皮冠状动脉介入术（percutaneous coronary intervention，PCI）。

如果消融线太靠近间隔，则可损伤房室结。以前心房颤动合并快速心室率的患者可能同时做了间隔三尖瓣峡部的消融，因此发生房室结损伤的风险较高。

房性心动过速

房性心动过速是在心房内发生的心律失常，当高度房室结阻滞（用迷走神经刺激或腺苷等药物）时心动过速仍在发作可明确诊断。房性心动过速通常可分为两种机制，一是局灶起源性，其特征是冲动从一点呈辐射状向四周传导；另一种是折返性，其特征是围绕中心障碍区发生单向反复激动，传导通路上多存在关键峡部（见图6.25）。

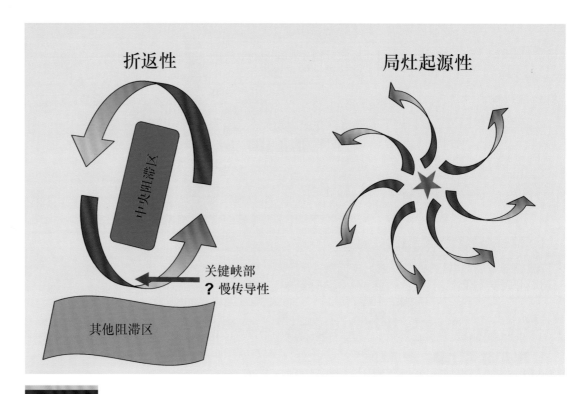

图6.25

此图显示导致两种心动过速的基质。左图：围绕中心障碍区（如房室瓣和瘢痕，蓝色区域）的折返环，并与另一个传导障碍区（如下腔静脉，粉红色区域）之间存在关键峡部。红色箭头指示所谓的关键峡部，可为最短的传导距离，可以但不是必然具有慢传导特性。右图：局灶起源的心动过速（橙色星形），冲动向周围呈辐射状传导

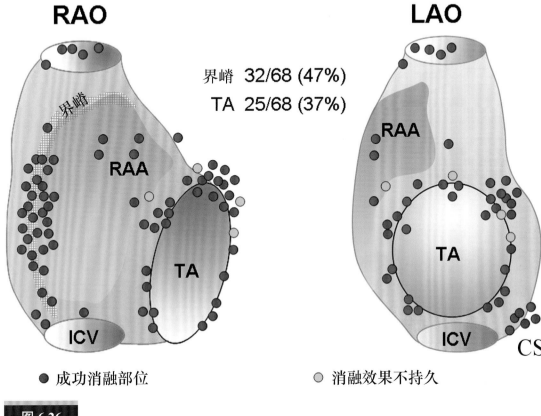

RAO

LAO

界嵴 32/68 (47%)

TA 25/68 (37%)

界嵴

RAA

RAA

TA

TA

ICV

ICV

CS

● 成功消融部位

○ 消融效果不持久

图 6.26

此图示意各个常见的发生右房局灶起源性房性心动过速的部位，包括三尖瓣环（TA）、界嵴、冠状窦（CS）口、右心耳。ICV= 下腔静脉；RAA= 右心耳；RAO 和 LAO= 右前斜位和左前斜位

局灶起源性房性心动过速（focal atrial tachycardia，FAT）的概念 | 由于冲动从起源点呈辐射状向四周传导，因此将消融导管在心房内各处移动，逐点比较导管顶端双极电位与腔内电极的固定参考电位（或体表 P 波），找出最早的激动部位，即为靶点。体表心电图的 P 波形态有助于粗略分析起源点所在，指引在相应部位进行精细标测。起源点的单极电图呈 QS 型，远离起源点时单极电图可出现小 r 波。由于电活动异常的心肌一般范围较小且位于心内膜，所以只需进行有限的消融损伤（最好只有一点）即可终止心动过速。FAT 多表现为阵发性，但也有报道呈持续发作的 FAT，这种情况多数是多源性的。

右房内好发 FAT 的部位 | 右房内有数个好发 FAT 的部位（见图 6.26），尤其是沿着三尖瓣环和界嵴、卵圆窝内，罕见于右心耳。

左房 FAT 的好发部位 | 左房和右房一样，也有 FAT 好发的部位（见图 6.27）。左房好发 FAT 的典型部位包括二尖瓣环、肺静脉口、左心耳内等。需要留意左房和右房相毗邻的部位，如来自右肺静脉的 FAT 可能与来自右房后壁的 FAT 很相似，因为右肺静脉位于右房后方。

心外膜起源的 FAT | 如果在局部放电消融数次不能终止 FAT，或仅可使 FAT 暂时终止，就应考虑到心外膜起源的可能性（见图 6.28）。用三维标测系统在心内膜标测到范围相对较大的靶点（如数个平方厘米）时，也提示是心外膜起源的。根据对毗邻结构的认识，如 CS 分支等，术者可以选择最佳的心外膜途径。把思路扩展到"盒子"之外，尝试标测心房外的结构如位于双侧心房之间的无冠窦等，有助于明确诸如起源于 His 束附近的 FAT。

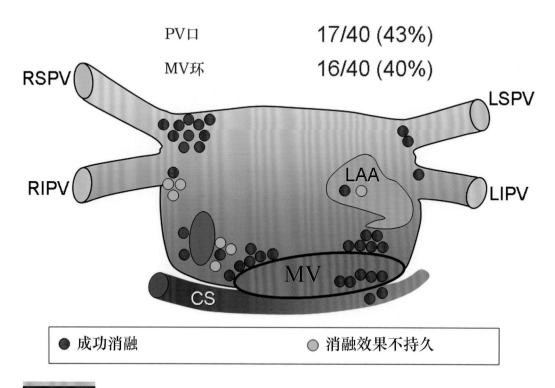

图 6.27

显示左房好发 FAT 的部位，包括二尖瓣（MV）环、肺静脉（PV）口、卵圆窝和左心耳。CS= 冠状窦；LAA= 左心耳；LIPV、LSPV、RIPV 和 RSPV 分别代表左下肺静脉、左上肺静脉、右下肺静脉和右上肺静脉

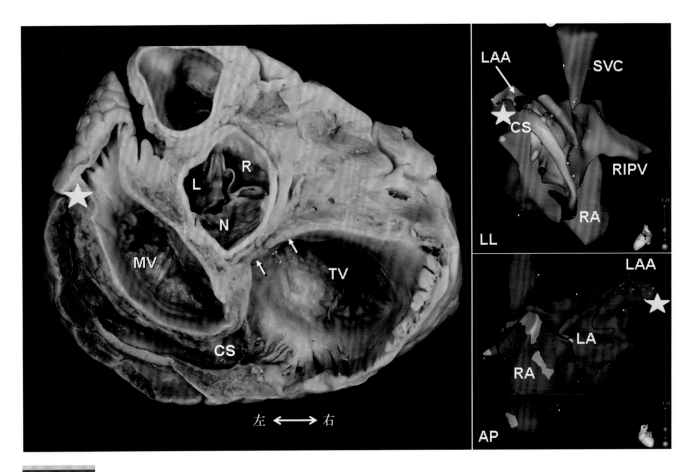

图 6.28

（a）图显示右房前壁（小箭头）紧邻无冠窦（N）。红色箭头所示为最靠近 His 束的部位，His 束因位置较深而无法显示。黄色星形表示冠状窦（CS）远端与左心耳（LAA）开口最靠近的部位。右上图为左侧位（LL），显示 FAT 的局部激动时间；右下图为前后位（AP），显示此 FAT 电传导图上的最早激动位置（蓝色表面上的红色区域）。L 和 R= 左冠窦和右冠窦；LA 和 RA= 左房和右房；MV 和 TV= 二尖瓣和三尖瓣；RIPV= 右下肺静脉；SVC= 上腔静脉

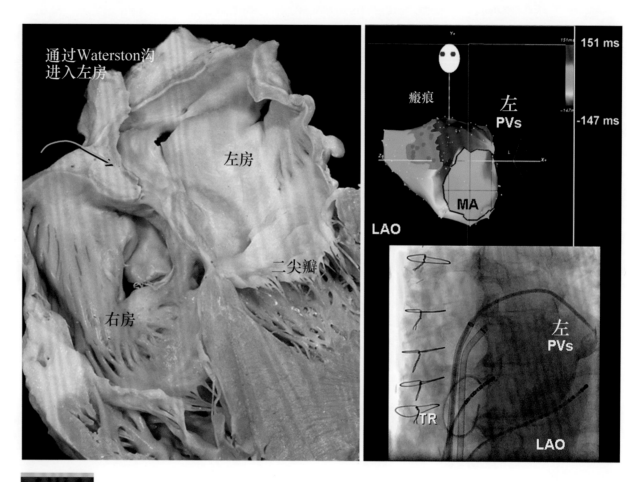

图 6.29

此图显示进入左房的典型外科途径（蓝色箭头），如二尖瓣手术时所用。右上图的三维电解剖图显示在典型部位存在瘢痕，此例为大折返性心动过速，瘢痕和二尖瓣环（MA）之间为其关键峡部。右下图为左前斜位（LAO），可清楚地看到三尖瓣整形环（TR）。PVs= 肺静脉

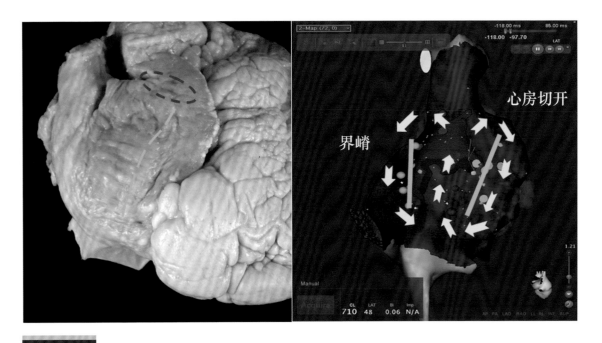

界嵴

心房切开

图 6.30

左图为切除心包后的右房正面观。红色虚线为体外循环插管位置，蓝色虚线为右房切开的位置（如进行房间隔缺损修补术时）。右图显示"8"字折返，"8"字的腰部位于外科手术瘢痕和界嵴之间。黄色箭头显示房性心动过速的激动传导顺序

大折返性房性心动过速的概念 | 另一种房性心动过速的机制是围绕中心障碍区的环形激动。在中心障碍区（如外科手术瘢痕）和别的屏障（如房室瓣环）之间有一个峡部，该处只允许单向激动传导，这是诱发心动过速的必要条件。心动过速一旦被诱发，通常呈持续性的，其心室率取决于房室结的传导功能。只要有瘢痕组织，如外科手术所致或结构性心脏病所致，均可产生潜在的折返环路。典型的例子是切开 Waterston 沟（房间沟）行二尖瓣手术后的左房大折返性心动过速（left atrial macro-reentrant tachycardia，LAMRT，见图 6.29）及右房切开（房间隔缺损修补术或心肺转流术）后的右房大折返性心动过速（见图6.30）。◼

7 房间隔和房间隔穿刺术

　　随着房颤消融术逐渐普及，消融导管能够安全地、反复地进入左房是实现心内膜消融策略的关键。相比逆行主动脉途径，经房间隔穿刺途径越来越多地应用于左侧房室旁道的消融和左室的标测与消融。

解剖

房间隔

　　左房主体较右房水平稍高，并稍靠后，这种空间位置决定了房间隔平面的方向（见图 7.1）。通常，从正面看，房间隔与中线矢状面成一定角度，右前斜位（RAO）投照可充分展示房间隔面。从右房进入左房必须熟悉真性房间隔的范围。

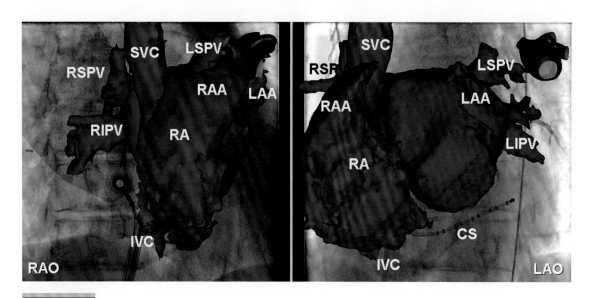

图 7.1

右前斜位（RAO）投照（左图）和左前斜位（LAO）投照（右图）显示左房（LA）较右房（RA）水平稍高，并稍靠后。请注意冠状窦（CS）导管指向左房和间隔（右侧）肺静脉，上腔静脉（SVC）或右房后壁与右侧肺静脉有着毗邻关系。IVC= 下腔静脉；LAA 和 RAA= 左心耳和右心耳；LIPV、LSPV、RIPV、RSPV= 左下肺静脉、左上肺静脉、右下肺静脉、右上肺静脉

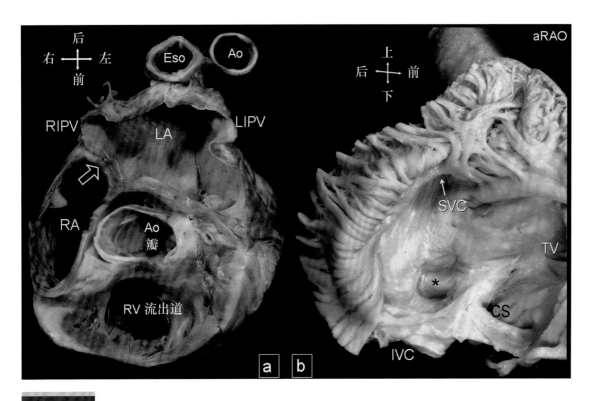

介入医生为避免心脏穿孔，选择穿刺的安全区域——真性房间隔，仅局限于卵圆窝右心房面及周围被肌组织环绕的区域（图7.2）。心房大小随着年龄或体重增加而增加，并因此影响房间隔平面和卵圆窝的位置。此外，外科修补术、房间隔或卵圆孔缺损介入封堵术史也会影响房间隔的解剖位置，而且这些手术所使用的材料通常很坚硬，使穿刺针难以通过。对于再次手术的患者，卵圆窝瓣上既往的穿刺部位局部组织会变厚。为绕过这些障碍而选择真性房间隔周围区域穿刺易导致心脏穿孔。

图7.2

（a）图切面展示了房间隔斜面（空心箭头所示）及其与右肺静脉近端的关系，注意主动脉根部位于房间隔前方。（b）图为从右房（RA）面观察房间隔，卵圆窝瓣（星号所示）被肌组织包绕。Ao= 主动脉；CS= 冠状窦；Eso= 食管；IVC 和 SVC= 下腔静脉和上腔静脉；LA= 左房；LIPV 和 RIPV= 左下肺静脉和右下肺静脉；aRAO= 解剖右前斜位；RV= 右室；TV= 三尖瓣

从心脏大体标本看右房间隔面给人以房间隔面积大的假象。真性房间隔定义为卵圆窝（胚胎的原发隔）及周边被肌组织环绕的局限区域（胚胎的继发隔）（见图7.2和图7.3），切开此处不会造成心脏穿孔。出生后，卵圆窝瓣贴紧卵圆窝肌缘，将胚胎时期经卵圆孔的血流阻闭。卵圆窝肌缘是心房壁向内折叠形成的（见图7.4和图7.5）。

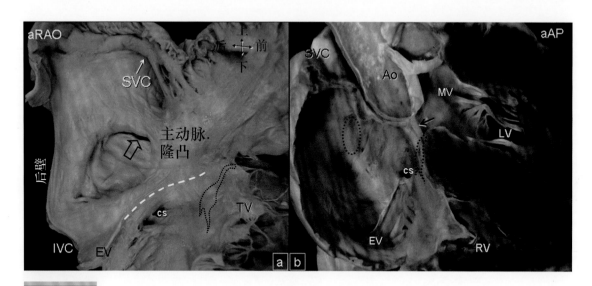

图 7.3

（a）图示右房面可见一个动脉瘤样的卵圆窝瓣，其前上缘是管状未闭合的卵圆孔（空心箭头所示）。虚线代表 Todaro 腱在欧氏嵴上的走行。圆点虚线围绕的不规则区域是房室结和 His 束所在的位置。（b）图为心脏纵切面，显示房室结与 His 束穿入膜部间隔（箭头所示）的位置关系。其上方是主动脉根部，向右房突出形成（a）图中的主动脉隆凸，椭圆虚线标出的是卵圆窝。aAP= 解剖前后位；Ao= 主动脉；aRAO= 解剖右前斜位；CS= 冠状窦；EV= 欧氏瓣；IVC 和 SVC= 下腔静脉和上腔静脉；LV 和 RV= 左室和右室；MV 和 TV= 二尖瓣和三尖瓣

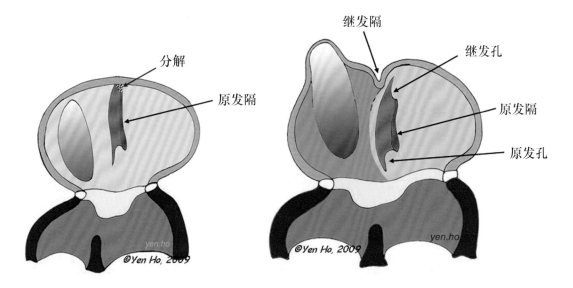

心房壁向内折叠形成房间沟,心外膜部分由脂肪组织填充,前部有供应窦房结的动脉。卵圆窝上缘和后缘分别由上腔静脉、右肺静脉向心房壁内折叠形成(见图7.5)。被肌肉组织覆盖的间隔,常被误认为是扩展的房间隔面,其实属于右房前内侧壁,也称为主动脉隆突(见图7.3),它位于心包横窦和主动脉弓后方。此处的小静脉开口、小凹陷等可能导致导管远端嵌顿,给操作带来困难。

分解

原发隔

继发隔

继发孔

原发隔

原发孔

图7.4

此为胚胎时期原始心管的心房分隔过程示意图。原发隔向房室交界区生长,其上缘逐渐与心房壁分离,继发隔由心房壁向内折叠形成

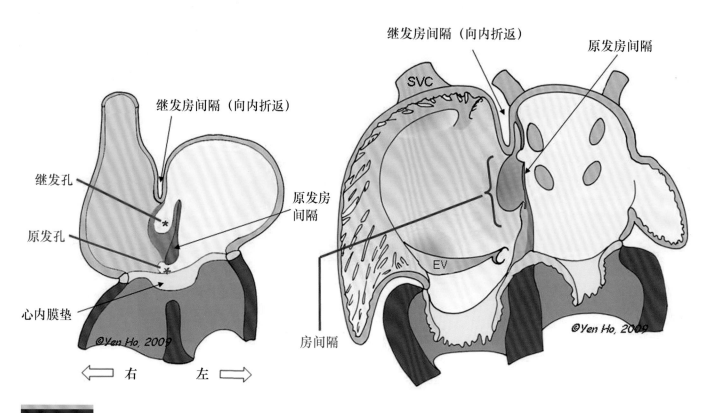

继发房间隔（向内折返）

原发房间隔

SVC

继发孔

原发房间隔

原发孔

EV

心内膜垫

房间隔

@Yen Ho, 2009

@Yen Ho, 2009

⇦ 右　　左 ⇨

图 7.5

图为胚胎时期原始心管分化成心房的示意图。原发隔进一步生长使原发孔闭合，但在上方遗留下继发孔，随后部分继发孔被向内折叠的继发隔所覆盖，最后原发隔分化出来的肌组织边缘关闭由继发隔形成的卵圆窝。若卵圆孔前上缘的两个结构未黏合，则形成卵圆孔未闭。EV= 欧氏瓣；SVC= 上腔静脉

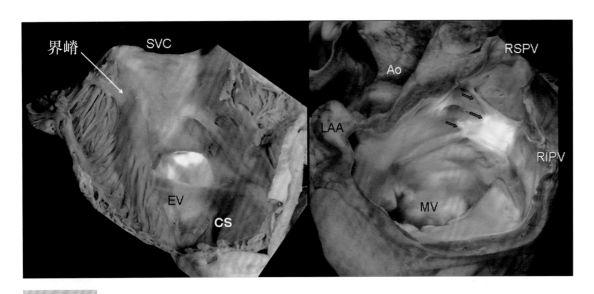

图 7.6

图为卵圆窝透光示意，分别从右房面和左房面观察真性房间隔的范围，在此范围穿刺，不会造成心脏穿孔。这个心脏的欧氏瓣（EV）特别大。从左房面观显示卵圆窝新月形的边缘（箭头所示），无肌缘覆盖。Ao= 主动脉；CS= 冠状窦；LAA= 左心耳；MV= 二尖瓣；RIPV= 右下肺静脉；RSPV= 右上肺静脉；SVC= 上腔静脉

房间隔的右房面呈火山口形状，因为位于右房面的肌缘与卵圆窝瓣部分重叠，而房间隔的左房面并不是这样（见图 7.5 和图 7.6）。卵圆窝瓣为纤维肌性组织，通常较薄（约 1 ～ 3mm），含有两层排列方向各异的肌纤维（见图 7.7）。若卵圆窝瓣形成瘤样，会变得更薄、更富弹性，房间隔穿刺时有可能因过度推送而穿透左房侧壁。

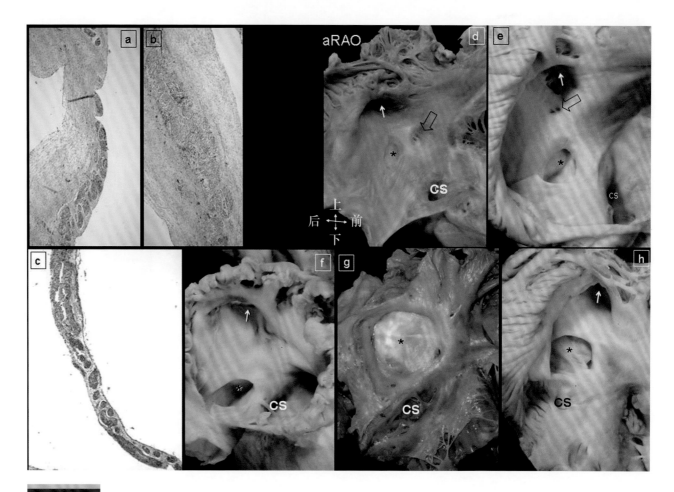

图 7.7

（a）、（b）和（c）图显示不同厚度的卵圆窝瓣，（d）图至（h）图显示不同形状和位置的卵圆窝瓣（星号所示），其是真正的房间隔。（d）图中的卵圆窝小，肌缘不明显。相比之下，（g）图中的卵圆窝大，肌缘很突出，（f）图中的卵圆窝位置偏低，（h）图中的卵圆窝瓣呈瘤样突起。空心箭头所示为心房壁上的小凹陷。白色箭头所示为上腔静脉入口。aRAO= 解剖右前斜位；CS= 冠状窦

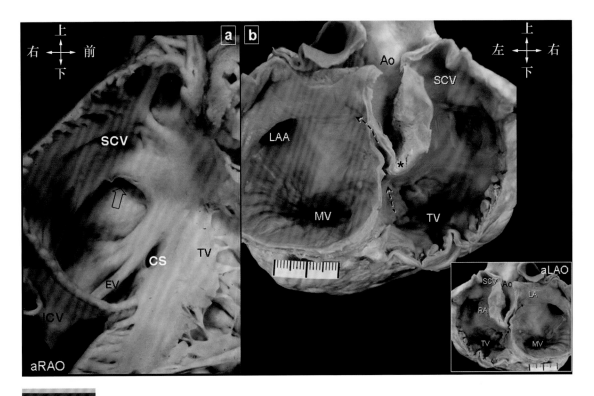

图7.8

（a）图示卵圆孔未闭呈管状缺损（空心箭头），其未闭合长度取决于卵圆窝瓣和肌缘的重叠程度。（b）图切面展示了卵圆窝瓣和肌缘（星号所示）重叠部分较长。右下方小插图是同一切面左前斜位（LAO）投照。Ao= 主动脉；aRAO= 解剖右前斜位；aLAO= 解剖左前斜位；CS= 冠状窦；EV= 欧氏嵴；ICV 和 SCV= 下腔静脉和上腔静脉；LA 和 RA= 左房和右房；LAA= 左心耳；MV 和 TV= 二尖瓣和三尖瓣

临床实践中，绝大多数心脏的右房面卵圆窝肌缘清晰，术者能明显感到房间隔穿刺针从肌缘下滑至卵圆窝时的明显跳跃，于此处可安全穿刺。重要的是，近 1/5 心脏的卵圆窝缘非常平坦，跳跃感不明显，当卵圆窝瓣比较小、比较厚时尤为明显（图7.7）。另外，卵圆窝位置存在较大的个体差异，可以更靠前、靠上、靠后或者靠下。

卵圆孔未闭

健康人群中约 1/4 ~ 1/3 的人存在卵圆孔未闭，即使左房面的卵圆窝瓣足够大，与卵圆窝肌缘重叠（见图7.8），但存在卵圆窝瓣与肌缘闭合不全，常常在左房面前上缘留有一个"C"形缺口。导管可通过这个缺口进入左房。

导管一旦经未闭的卵圆孔进入左房，其操控性取决于卵圆窝瓣上肌肉组织的数量、柔韧性以及缺口的大小。导管经过这个孔进入左房后将直接指向左房前壁和上壁（见图7.9）。另一方面，弯度大的导管移动受限，很难到达右肺静脉口，特别是右下肺静脉口。因此导管经未闭的卵圆孔进入左房进行操作，具有左房顶壁穿孔的风险。

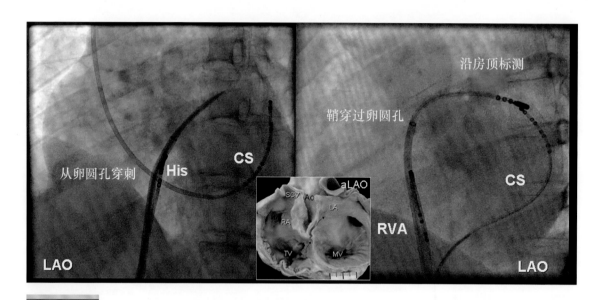

图 7.9

图为左前斜位（LAO）鞘管经未闭的卵圆孔进入左房，同时放置了冠状窦（CS）电极、His电极。注意鞘管和消融导管远端非常靠近左房（LA）顶部。
aLAO= 解剖左前斜位；Ao= 主动脉；His=His束电极；FO= 卵圆孔；MV 和 TV= 二尖瓣和三尖瓣；RA= 右房；RVA= 右室心尖部；SCV= 上腔静脉

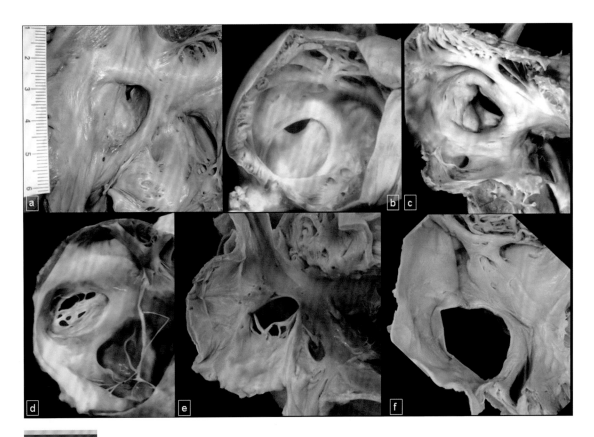

图 7.10

形态各异的继发孔型房间隔缺损

房间隔缺损

先天性房间隔缺损能提供进入左房的天然通道，而无需行房间隔穿刺。房间隔缺损有很多类型，缺损部位不一，并不是所有缺损部位都位于真性房间隔（见第 11 章）。最常见的类型是继发孔型，占先天性心脏病的 10% ～ 17%，是由卵圆窝瓣未完全覆盖卵圆窝所致（图 7.10）。缺损范围差异很大，残留的卵圆窝瓣即胚胎时期的原发隔可形成瘤样改变。缺损的形状表现也可以多样，可以是单个卵圆形，也可以有多个小孔呈筛网状。

更少见的类型，比如上腔静脉型房间隔缺损，左、右心房之间的交通位于上腔静脉入口下方（见图7.11），缺损的上缘是上腔静脉，而右上肺静脉常开口于上腔静脉后壁。还有一种少见的类型如冠状窦型（见图7.12）：左右心房之间的交通位于冠状窦开口，这是无顶冠状窦中的一种亚型。当存在永存左上腔静脉时，绝大部分左上腔静脉的血流经扩张的冠状静脉窦汇入右房，而与左房无沟通。极少数情况下，冠状静脉窦与左房之间出现缺损，可呈小孔状与左房相通，也可呈广泛性缺损，导致左、右心房的交通发生在冠状窦口（见图7.12）。当冠状窦顶壁与对应的左房壁缺如时，左右心房之间可直接相通。下腔静脉型极其罕见，表现为缺损位于下腔静脉入口上方，下腔静脉同时开口于双侧心房，合并有右下肺静脉异位引流。

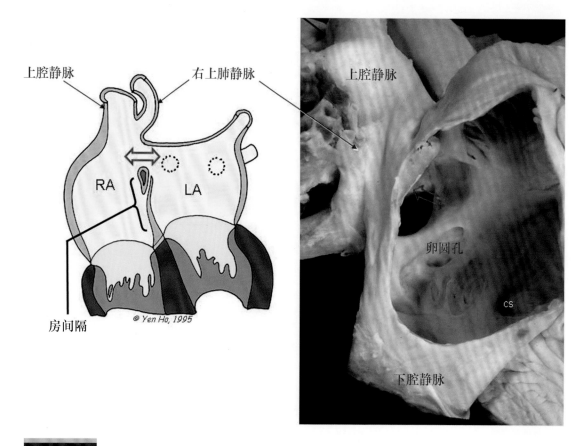

图 7.11

上腔静脉型房间隔缺损（双向箭头所示）位于真性房间隔上方，上腔静脉开口骑跨于房间隔，右上肺静脉异位开口于上腔静脉。CS= 冠状窦；LA= 左房；RA= 右房

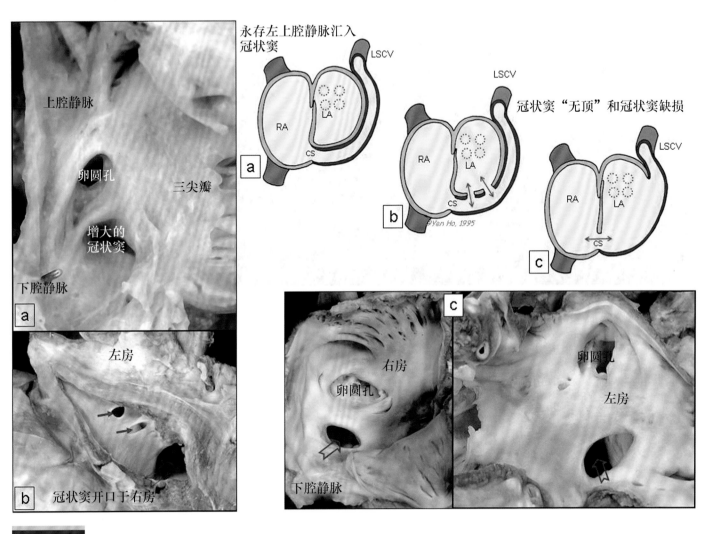

永存左上腔静脉汇入
冠状窦

LSCV

LSCV

冠状窦"无顶"和冠状窦缺损

RA

LA

CS

a

RA

LA

CS

b

©Yen Ho, 1995

LSCV

RA

LA

CS

c

上腔静脉

卵圆孔

三尖瓣

增大的
冠状窦

下腔静脉

a

左房

冠状窦开口于右房

b

c

卵圆孔

右房

下腔静脉

卵圆孔

左房

图 7.12

（a）图中显示永存左上腔静脉（LSCV）血流汇入扩张的冠状窦（CS）。（b）图红色箭头所指的是冠状窦与左房（LA）之间

存在缺损，使左、右心房相通。（c）图显示冠状窦的壁缺如，即所谓的无顶冠状窦，左、右心房通过冠状窦直接相通，

此时不一定并存永存左上腔静脉。RA=右房

与电生理相关的解剖

房间隔穿刺的标志

为标示房室瓣平面，应将冠状窦电极尽可能深插。经锁骨下或颈静脉途径放置，以右前斜位 30° 投照时，冠状窦电极管柄标示着右房后壁。

第二个重要标志是主动脉，可将猪尾导管经动脉系统逆行，放置于无冠窦（可注射少许造影剂以确认），但此法需要穿刺动脉（见图 7.13）。

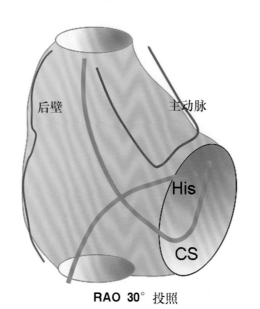

RAO 30° 投照

(a)

图 7.13a

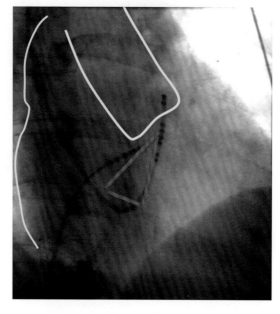

（a）右房（RA）及其毗邻结构如主动脉根部的示意图：His 束电极（His）作为致密房室（AV）结的标志，同时也标志出主动脉的位置。而冠状窦（CS）电极可作为房室交界区的标志。RA 后壁可通过心影的轮廓进行辨认。RAO=右前斜位

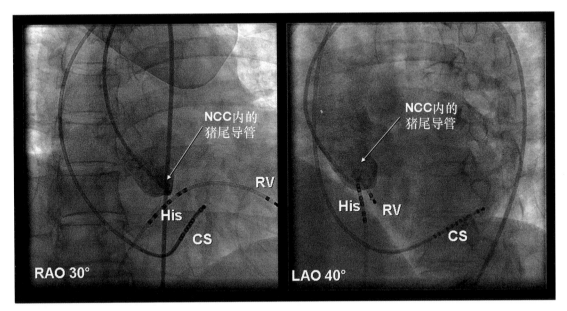

(b)

图 7.13b

（b）图为通过猪尾导管造影分别显示右前斜位（RAO）及左前斜位（LAO）下无冠窦（NCC）位置及其与 His 束电极（His）的关系。CS= 冠状窦；RV= 右室

His 束的位置毗邻无冠窦和右冠窦连接部，因此右前斜位投照上 His 束电极远端可标志主动脉的位置。His 束电极导管斜靠在近右房的间隔面，因此左前斜位上 His 束电极的朝向标志着间隔的位置。根据个体差异，精确调整 C 臂角度，使 His 束电极远端伸直，以显示心脏轴位情况（见图 7.13）。

房间隔穿刺

多采用改良 Brockenbrough 穿刺法，房间隔穿刺器械包括以下组件：塑好形的中空穿刺针及含有扩张管的房间隔穿刺鞘。在导丝指引下，将房间隔穿刺鞘/扩张鞘送至上腔静脉（SVC，见图 7.14），然后退出导丝，经扩张鞘回抽血液，再用盐水冲管，以防空气栓塞。

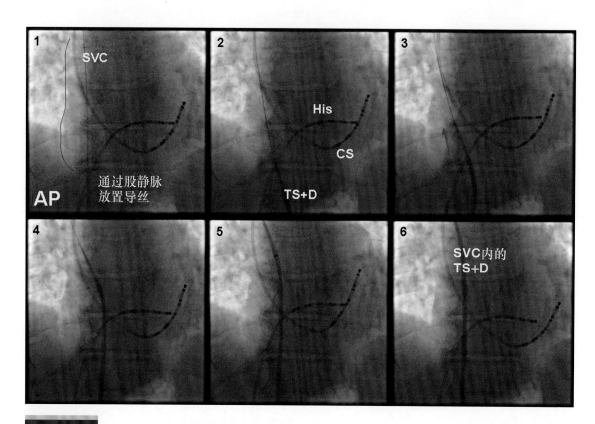

图 7.14

房间隔穿刺步骤 1：将指引导丝送至上腔静脉（SVC），然后沿导丝前送房间隔穿刺鞘（TS）和扩张鞘（D）。AP= 前后位；CS= 冠状窦；His=His 束电极

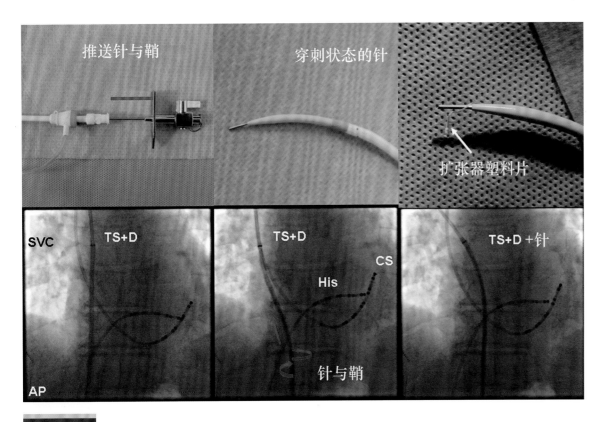

推送针与鞘　　　穿刺状态的针　　　扩张器塑料片

SVC　TS+D　　　TS+D　His　CS　　　TS+D+针

AP　　　　　　　针与鞘

图 7.15

房间隔穿刺步骤 2：将带针芯的房间隔穿刺针送至距扩张鞘远端 3cm 处（红线所示），以免损坏扩张器（D）。AP= 前后位；CS= 冠状窦；His=His 束电极；SVC= 上腔静脉；TS= 房间隔穿刺鞘

　　将带有针芯的房间隔穿刺针送至扩张鞘头端内侧约 3cm 处（见图 7.15）。推送穿刺针时，注意不要同时推送鞘管 / 扩张器，以免造成心脏穿孔。

退出针芯后，再次回抽和冲洗房间隔穿刺针管腔。有些术者喜欢在穿刺针尾端连接一个装有造影剂的小注射器，通过推注造影剂来判断穿刺是否成功；另一种判断方法是通过监测心腔内压力。将针尖指向卵圆窝（穿刺针尾端指示器指向4点钟），与房间隔穿刺鞘同步回撤至右房，从上腔静脉滑落至右房时可观察到第一次跳跃。继续回撤，当针尖滑过卵圆窝上缘时可见第二次跳跃（见图7.16）。

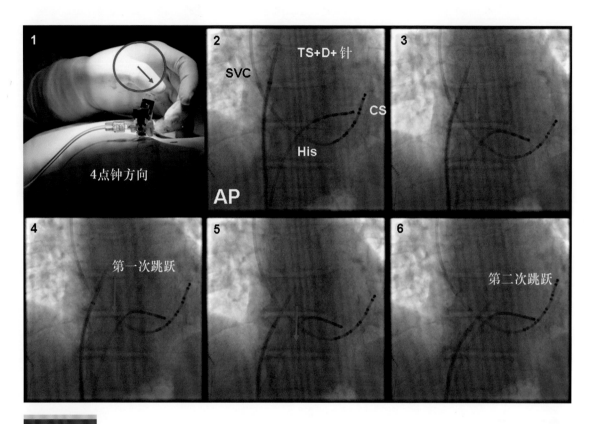

图 7.16

房间隔穿刺步骤3：从上腔静脉（SVC）回撤房间隔穿刺鞘管至右房。AP=前后位；CS= 冠状窦；D= 扩张鞘；His=His 束电极；TS= 房间隔穿刺鞘

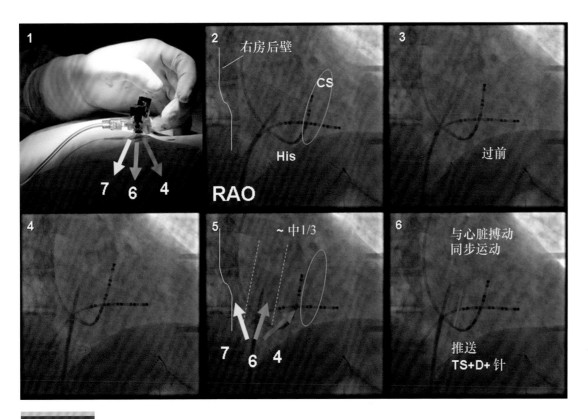

图 7.17

 中的标注文字：

1 → 7 6 4

2 右房后壁　CS　His　RAO

3 过前

4

5 ~中1/3　7 6 4

6 与心脏搏动同步运动　推送 TS+D+ 针

出针前最好从两个体位仔细确认穿刺位置。于右前斜位确认穿刺点的前后位置（向前指向 His 束 / 主动脉，向后指向右房后壁 /CS 电极轴）（见图 7.17），于左前斜位确认穿刺点的高度以及房间隔的弹性。

房间隔穿刺步骤 4：于右前斜位（RAO）30° 明确穿刺针的前后位置，必要时可旋转穿刺针进行调整（转至 3 点钟则穿刺点靠前，转至 7 点钟则靠后）。穿刺点以左房后壁与 His 束电极（主动脉内）连线的中 1/3 为宜。CS= 冠状窦；D= 扩张鞘；RA= 右房；TS= 房间隔穿刺鞘；His=His 束电极

将穿刺鞘抵住房间隔，穿刺针快速推进，即可穿过卵圆窝膜部（见图7.18）。穿刺针最大程度地推出扩张鞘时，较扩张管长出约5mm。常规透视往往难以判断针尖的位置，特别对于肥胖的患者。通过监测心腔内压力，则可观察到压力轻微上升，并记录到具有特征性的左房压力曲线。通过注射造影剂，可见造影剂呈线状喷出，并向心尖部迅速弥散，但有时透视下难以看清。若压力监测记录到高压力时，则高度提示误穿入主动脉。同样，造影剂向上（主动脉方向）散开表明穿刺点太靠前，进入了主动脉。此时应将穿刺针撤入至鞘管内重新定位，再次穿刺。穿刺针所致的穿孔非常小，通常不会引起血流动力学不稳定。

一旦证实穿刺针进入左房，则小心推送房间隔穿刺鞘管（见图7.18），注意勿推送过多，以免穿透对面的心房壁（常见于左房顶部和左心耳基底部）。通过压力监测曲线可以判断鞘管所在位置。若抵住心房壁，压力曲线会变平缓或突然升高。扩张管进入左房后，外鞘轻轻进一步推送，避免连针带鞘往前推送。若鞘管通过房间隔较困难时，一边转动一边推送可以使鞘管更容易通过。最后，房间隔穿刺鞘安全进入左房后，退出扩张鞘和穿刺针。穿刺鞘因失去了穿刺针的塑形，会出现特征性的伸直动作。如果没有此动作，则提示鞘管远端被固定了（多数情况是穿出了左房后壁或顶壁），此时要仔细观察有无心脏压塞的症状。为防止空气栓塞，要及时回抽并用肝素盐水冲管。随后连接持续的盐水灌注装置（生理盐水灌注速度15ml/h），使鞘管内保持轻微正压，从而避免交换导管时出现血栓或空气栓塞。

鞘管有不同的形状，大多数术者常规选择固定弯鞘管，而可控弯鞘管能使导管更易贴靠、到位，提供更好的支撑力。

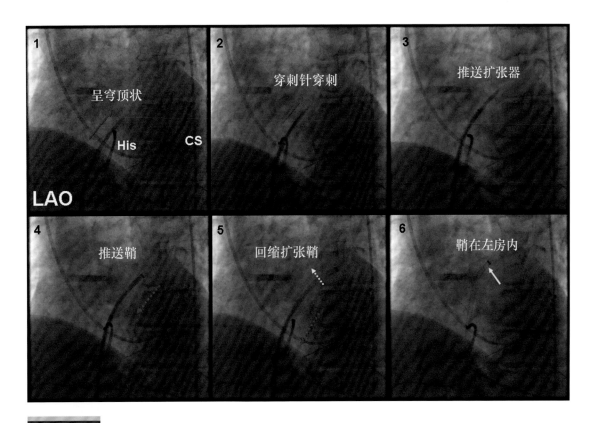

图 7.18

房间隔穿刺步骤 5：左前斜位（LAO）穿刺，操作步骤如文中及图中箭头所示。CS= 冠状窦；His=His 束电极；LA= 左房

第二次房间隔穿刺

如果术者需要将第二条长鞘送入左房，有两种方法：①按以上所述的常规方法行第二次穿刺，较第一次的穿刺点稍靠前或靠后（必须再次于右前斜位定位）；②从同一个穿刺孔进入。如果选择第二种方法，在导丝指引下将第二条鞘管送至右房中部。退出导丝和扩张器，置入第一条鞘管内，并将导丝送至左上肺静脉（见图 7.19）。将鞘管和扩张鞘锁定成一个整体，沿导丝来回推移扩大穿刺孔。将鞘管撤入至右房内，而保留导丝在左上肺静脉。第二条鞘管冲管后送入可控弯导管，由导丝指引经原先的穿刺孔进入左房。根据影像及导管远端记录的电位判断导管是否通过房间隔到达左房（见图 7.20）。导管进入左房后，小心地将其调整至左肺静脉内（导管远端无心房电位），随即沿导管将鞘管送入左房。

应尽量避免经同一条房间隔穿刺鞘送入两条导丝，因为左心消融术中所必需的抗凝会增加穿刺点过度出血的风险。▣

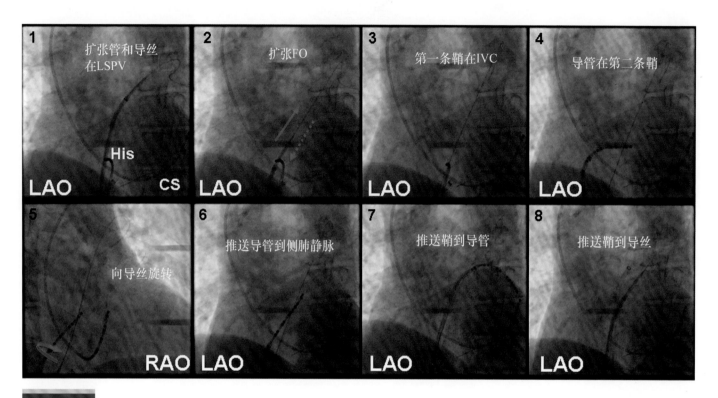

图 7.19

房间隔穿刺步骤 6：于左前斜位（LAO）显示第二条鞘管位于右房内及用第一条鞘管扩张穿刺孔的过程。可控弯导管从同一个穿刺孔进入左房。CS= 冠状窦；FO= 卵圆窝；His=His 束电极；IVC= 下腔静脉；LSPV= 左上肺静脉；PV= 肺静脉；RAO= 右前斜位

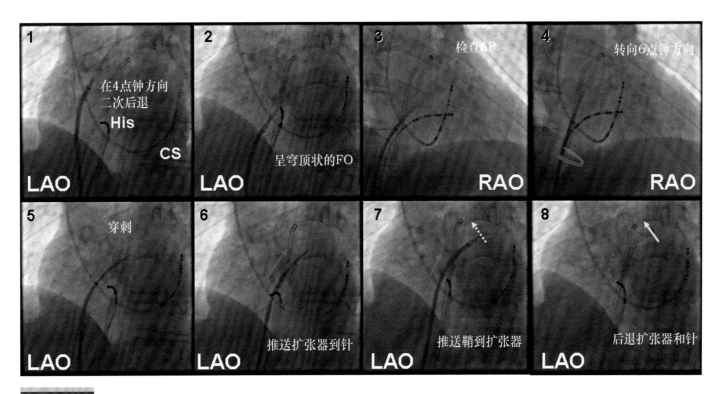

图 7.20

房间隔穿刺步骤 7：应用二次穿刺法进入左房，步骤与第一次相同。AP= 前后位；CS= 冠状窦；FO= 卵圆窝；His=His 束电极；LAO= 左前斜位；RAO= 右前斜位

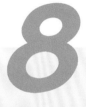

与心房颤动消融相关的
左房和肺静脉

最近十年，心房颤动的消融术已成为全世界电生理中心的常规手术。理解肺静脉（主要靶点）及毗邻结构（如膈神经、食管等）的个体解剖差异，是成功消融的关键，更是确保手术安全性的关键。

左房

　　左房与左心耳和肺静脉开口相连。左房的出口被邻近二尖瓣环的前庭部所环绕（见图 8.1）。位于左、右心房之间的房间隔是左房的内侧壁。左房心外膜面覆盖着大小不一的脂肪垫，内含心脏自主神经节。脂肪垫多分布于肺静脉入口旁、冠状窦旁及左右心房之间的区域（见图 8.1）。

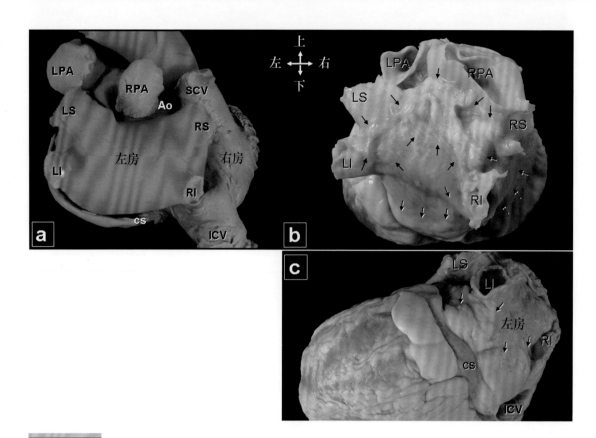

图 8.1

（a）图为心内膜模型的背面观，显示左房位置靠后，与之毗邻的器官包括主动脉（Ao）、肺动脉［左肺动脉（LPA）、右肺动脉（RPA）］和冠状窦（CS）。右上肺静脉（RS）向右伸展，途经上腔静脉（SCV）和右房交界处后方，而右下肺静脉（RI）位于上、下腔静脉之间。（b）图为心脏大体标本背面观，展示了左房心外膜脂肪垫的分布（箭头所指的黄色区域）。（c）图从心脏膈面展示左房下壁大片的脂肪垫，自主神经节位于脂肪垫的深部。ICV= 下腔静脉；LI= 左下肺静脉；LS= 左上肺静脉

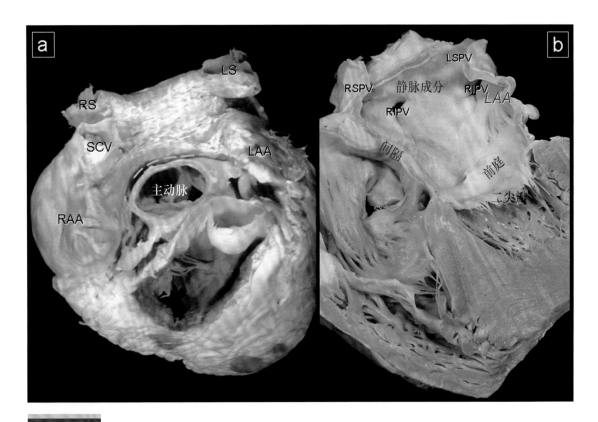

左房位置及其心房壁

　　胸腔正面观，左房是位置最靠后的心腔。由于房间隔是一个斜面，二尖瓣口和三尖瓣口不在同一水平面，左房相对于右房，更加靠上、靠后。肺静脉从后壁汇入左房，左肺静脉较右肺静脉更靠上（见图8.1和图8.2）。左房位于心包横窦后方，后者将左房和主动脉根部隔开（见图8.2）。在甲醛（福尔马林）固定的心脏标本中测量左房心壁厚度为1.5mm至4.8mm不等。气管分叉、食管、降主动脉胸段紧贴于左房后壁的心外膜（见图8.3）。

图 8.2

（a）图倾斜正面观，可见左房前壁正对心包横窦（蓝线所示）及主动脉根后壁，左、右心耳（LAA、RAA）围绕着大动脉。（b）图心脏切面显示左房及其组成部分。LS、LSPV= 左上肺静脉；RIPV= 右下肺静脉；RS、RSPV= 右上肺静脉；SCV= 上腔静脉

左房后壁平均厚度为 4.1mm ± 0.7mm（范围 2.5 ～ 5.3mm），越接近肺静脉口处越薄，尸体解剖标本发现上肺静脉间的心肌厚度较下肺静脉间更薄。上壁也称顶壁，心肌厚度约 3.5 ～ 6.5mm，靠近肺动脉分叉及右肺动脉（见图 8.3）。冠状窦及其分支——心大静脉走行于左房后下壁（包含左房前庭部）外面。左前斜位上，冠状窦走行可作为心缘的标志（见图 8.3）。冠状窦由自身的肌袖包绕，心房侧肌袖较游离壁侧厚。肌袖长度约 2.5 ～ 5cm，越靠近冠状窦口越厚。冠状窦肌袖常与心房壁之间有连接（见图 8.3）。

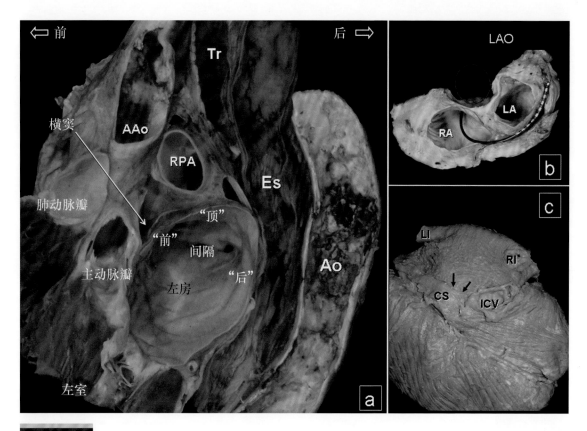

图 8.3

（a）图为左房（LA）长轴切面，清晰地显示出左房顶壁（roof）、前壁（ant）和后壁（post）及毗邻结构，如心包横窦（Tr）、右肺动脉（RPA）和食管（Es）。（b）左前斜位（LAO）可见冠状窦（CS）电极进入冠状窦及其远端的心大静脉，标志着心缘位置。红圈代表主动脉（Ao）的位置。（c）图为心脏膈面，CS 及其肌性组织与 LA 壁相连接（箭头所示）。ICV= 下腔静脉；LI= 左下肺静脉；RA= 右房；RI= 右下肺静脉；AAo= 升主动脉

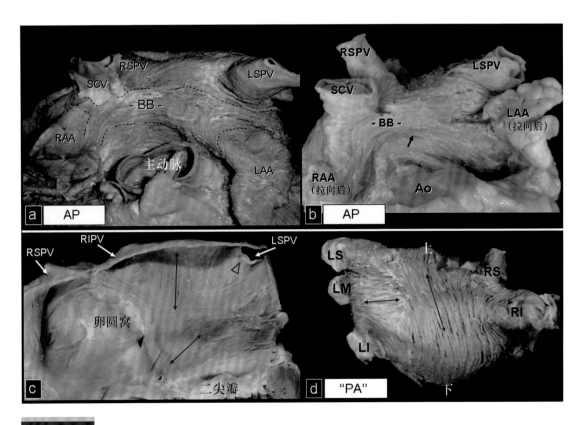

图 8.4

（a）这个切面显示 Bachmann 束（BB）肌束的排列及 Bachmann 束向右、向左延伸发出的分支（虚线所示）。（b）图中显示位于 BB 下方的心房壁较薄（箭头所示）。（c）从心内膜面可见心内膜下肌束排列的渐变过程（紫色箭头所示）以及较薄的区域（三角形所示）。（d）图显示向外翻的左房，可见心内膜面的心肌排列方向突然改变（紫色箭头所示）。Ao= 主动脉；AP= 前后位；LAA= 左心耳；RAA= 右心耳；LI= 左下肺静脉；LM= 左中肺静脉；LS、LSPV= 左上肺静脉；PA= 后前位；RI、RIPV= 右下肺静脉；RS、RSPV= 右上肺静脉；SCV= 上腔静脉

虽然从内膜面看左房壁比较光滑，但心房壁是由数层排列方向不同的心肌错综交织形成的，所以不同区域的心肌厚度也不一样。向左延伸的 Bachmann 束是左房前上壁最表浅的心肌层。Bachmann 束也称房间束，由近乎平行排列的心肌束组成（见图 8.4），它是心房间的优势传导通路，将窦性冲动传至左房前壁。Bachmann 束向右越过房间沟后发出分支包绕右心耳，上支延续至窦房结、界嵴和矢状束；向左发出分支包绕左心耳颈部，汇合后继续走行于左心房侧壁和后下壁的心肌组织间。由于 Bachmann 束在 Waterston 沟可有近 1cm 厚，因此增加了前上壁心肌的厚度，使之成为左房壁最厚的区域。相比之下，紧挨 Bachmann 束下方的左房前壁的一小片区域心肌特别薄，有发生穿孔至心包横窦的风险（详见第 7 章）。

间隔肺静脉分支走行于这些环状排列的浅层心肌下方，房间隔束分布在更深层的心肌中（见图8.5）。房间隔肌束在心内膜下环绕着左心耳开口。腔静脉和心房交界区域的心内膜下心肌主要由纵行和斜行的心房壁心肌呈袢状延伸而构成（见图8.5）。可见肺静脉间的心肌排列方向发生突然变化。

除了 Bachmann 束连接外，还存在厚薄和宽度各异的跨越房间沟的心房间肌组织连接、右肺静脉肌袖与右房之间的连接、上腔静脉和左房之间的连接、冠状窦以及 Marshall 静脉残端和左房之间的连接（见图8.6）。偶尔存在很宽的肌桥跨过后下房间沟，将右房的腔静脉区域与左房相连，使得窦性冲动向下突破。

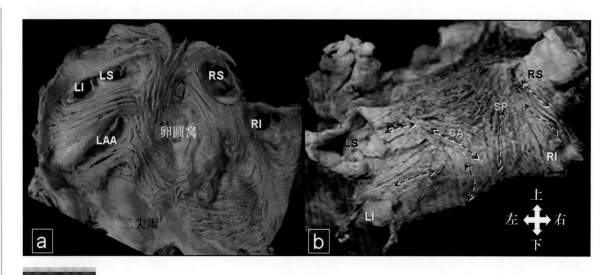

图8.5

（a）图为左房后壁切面，显示心内膜下的心肌排列。肺静脉（LI、LS、RI、RS）开口处的心肌呈环状排列。（b）图显示来自间隔肺静脉束（SP）和间隔心房束（SA）的心肌参与肺静脉肌袖的形成（虚线箭头所示）。LAA= 左心耳。图片由西班牙 Badajoz 的 Damian Sanchez-Quintana 教授提供

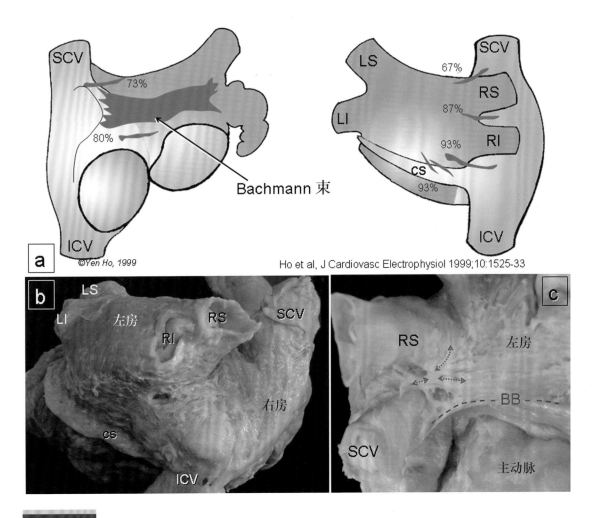

©Yen Ho, 1999

Ho et al, J Cardiovasc Electrophysiol 1999;10:1525-33

左心耳

左心耳呈特征性小指状的盲管结构，容易形成血栓。因其呈管状，与左房的交界处狭窄，易于辨认。即便如此，左心耳的圆形突出部和分叶的大小和形状变异很大（见图8.7）。根据一项尸体解剖标本研究显示，心房颤动患者与无心律失常的人群相比，左心耳结构更大，心内膜纤维弹力结构更加丰富。

与右房不同，左房没有界嵴，左心耳与左房连接的边界呈椭圆形，平均长径为17.4mm±4mm，横径10.9mm±4.2mm。在一些心脏中，左房内膜面的左心耳开口处有一些小凹陷或小槽，这些部位的心肌因此变得纤薄如纸。

图 8.6

（a）图示心房间肌束存在数量和大小的差异。（b）图示除 Bachmann 束（BB）外，心脏下部还存在一束特别宽的房间束（红色箭头所示）。（c）图为从上方俯视房间沟，可见 Bachmann 束和连接右房后壁与左房、右上肺静脉（RS）肌袖的小肌束（红色箭头所示）。CS＝冠状窦；ICV 和 SCV＝下腔静脉和上腔静脉；LI、LS 和 RI＝左下肺静脉、左上肺静脉和右下肺静脉

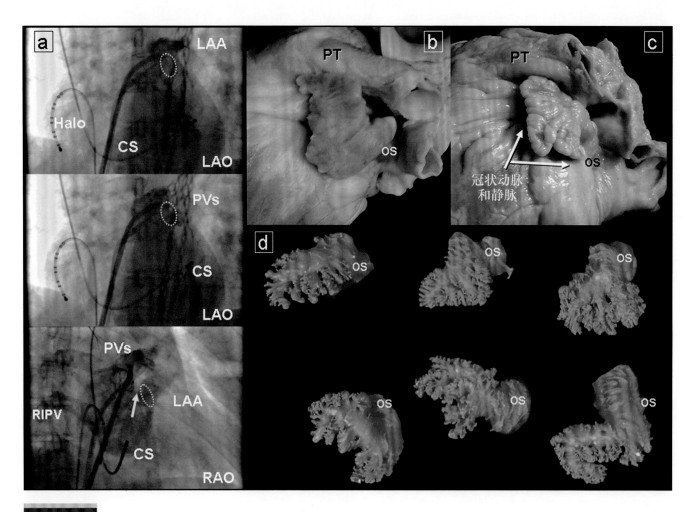

图 8.7

（a）图为经两根穿间隔鞘管中的一根直接推注造影剂显示左心耳（LAA，上图）和左上肺静脉（PV）（中图所示）。上、中图为左前斜位（LAO），下图为右前斜位（RAO）。（b）和（c）图为左侧位展示手指状的左心耳及其狭窄的口部（OS）。（d）图示形状各异的左心耳内腔模型。CS= 冠状窦；Halo= 位于右房游离壁的多极导管；PT= 肺动脉干；RIPV= 右下肺静脉

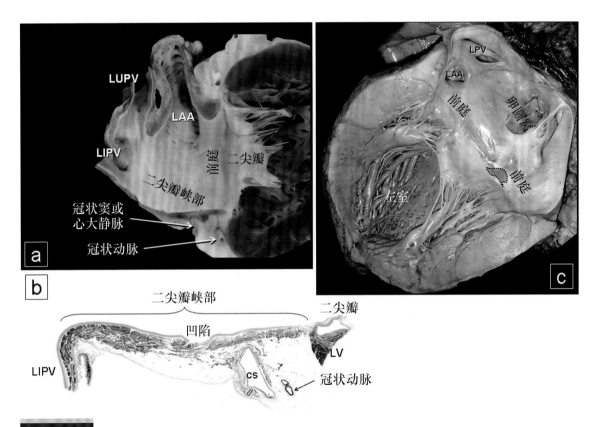

左心耳内面布满网状排列的梳状肌及插入其中的肌膜，共同形成左心耳壁。耳尖可向前覆盖在肺动脉干上，向上位于动脉干后方。耳尖指向前时，耳体常覆盖于左冠状动脉主干和心大静脉之上（见图8.7）。

静脉成分、前庭和肺静脉

左房接受肺静脉汇入的血流，前庭部环绕二尖瓣开口。肺静脉与前庭之间在心内膜面无分界标志（见图8.1），但下壁常常有些小凹陷或裂缝可作为二者的分界。线性消融左下肺静脉口与二尖瓣环之间的区域，即所谓的左房峡部线时可能会涉及上述结构（见图8.8）。

图 8.8

（a）和（b）图显示二尖瓣峡部，心内膜面光滑，可存在小凹陷或裂隙。（b）组织切片中心肌被染成红色。（c）图为后面观展开的左房和左室（LV），显示二尖瓣前后联合和房室结区（不规则形所示）。CS=冠状窦；LAA=左心耳；LIPV=左下肺静脉；LPV=左肺静脉；LUPV=左上肺静脉二尖瓣峡部中段心肌的平均厚度约 4mm，接近二尖瓣环逐渐变薄，厚约 2mm。前庭远端的心肌与二尖瓣瓣叶心房面重叠大约 1mm。房室结和房室束的左房面与前庭相毗邻，位于主动脉 - 二尖瓣连接处的右侧纤维三角之上，靠近二尖瓣后内侧联合区（见图 8.8）。前庭心外膜面有冠状窦和左回旋支经过。大部分成年人的冠状窦离二尖瓣环约 6～10mm（见图 8.9）。

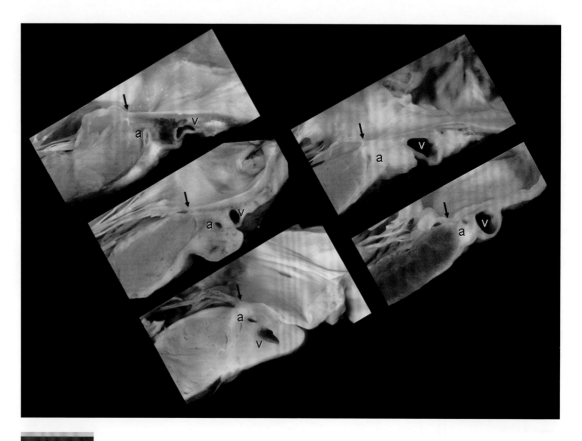

图 8.9

图为二尖瓣环（箭头所示）的后下房室交界区切面，展示了二尖瓣环与冠状动脉、冠状静脉毗邻关系的变异情况。a= 冠状动脉；v= 冠状静脉

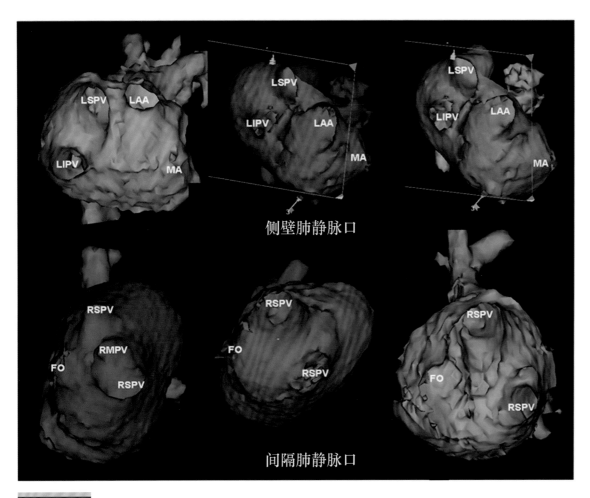

侧壁肺静脉口

间隔肺静脉口

图 8.10

左肺静脉（上图）和右肺静脉（下图）的 CT 或磁共振三维重建模型。注意形态以及左心耳（LAA）至肺静脉前庭、卵圆窝（FO）至右肺静脉的距离各有差异。LIPV、LSPV、RMPV 和 RSPV= 左下肺静脉、左上肺静脉、右中肺静脉和右上肺静脉；MA= 二尖瓣环

肺静脉汇入左房后壁，左肺静脉（外侧）开口稍高于右肺静脉（间隔侧）开口。在人类，多数情况下左、右肺静脉各有 2 个开口，但时有变异（见图 8.10）。有时一侧或两侧的两条肺静脉在汇入左房之前融合成共干。有时还会发现另一条肺静脉直接开口于左房，其中以右侧多见。从心内膜面看，位于肺静脉口之间的嵴（又称肺静脉间隆凸）将同侧上下肺静脉分隔开来，该处心房壁厚达 3.2mm，肺静脉之间的心肌连接通常更靠近心外膜面（见图 8.11）。

从心内膜面看，被电生理医生称做左房嵴或左外侧嵴的结构，实际上是由左心耳开口和左肺静脉之间的左房壁向内折叠而成的（见图8.12），在超声心动图中的征象就像字母"Q"的尾巴。尸体解剖所见的嵴厚度约0.5～5mm，宽度变异很大，从2mm至12.5mm不等。当行肺静脉电隔离术时，若该患者的嵴部很窄，则消融导管较难稳定贴靠。嵴的心外膜面包含Marshall韧带及与之伴随的自主神经和连接心房壁的肌。窦房结动脉偶尔也经过此处。

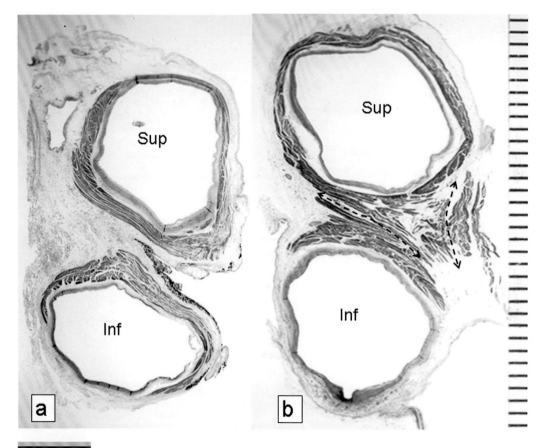

图8.11

（a）和（b）图显示一对右肺静脉的连续组织切片，肌袖（红色）呈环状包绕上肺静脉。更靠近左房的切片（b）显示连接上（Sup）、下（Inf）肺静脉的肌束（虚线箭头所示）

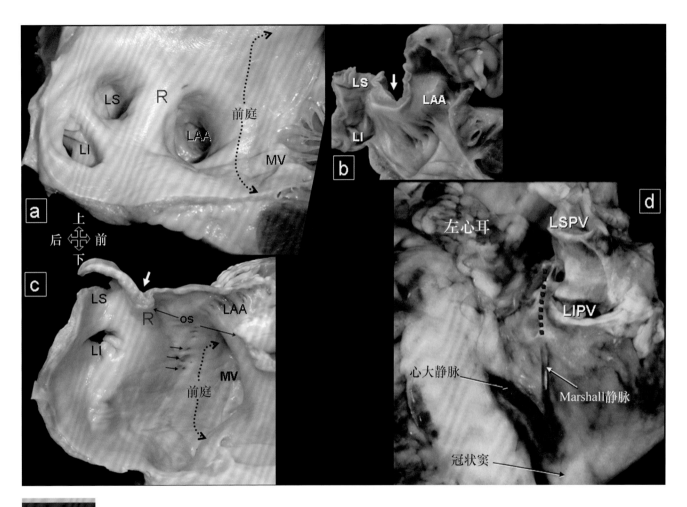

图 8.12

（a）图显示左外侧嵴（R）很宽。（b）图切面可见心房壁形成宽大的皱褶（箭头所示）。
（c）图显示嵴部狭窄以及皱褶紧密（白色箭头所示），左心耳开口（os）附近有些小凹陷
（小箭头所示）。（d）图示 Marshall 静脉和韧带走行在皱褶的心外膜面。LAA= 左心耳；
LI、LIPV= 左下肺静脉；LS、LSPV= 左上肺静脉；MV= 二尖瓣

斜静脉（Marshall 静脉）沿着内折的左房外侧壁从上方斜行向下，从后下方汇入冠状窦。大多数情况下 Marshall 静脉退化为 Marshall 韧带，即使未完全闭锁，其管腔也十分狭窄，长度很少超过 2cm，逐渐变细闭合为盲端（见图 8.12）。如果管腔足够大，可作为左房壁消融的途径。正常人群中约 0.3% 的 Marshall 静脉未闭合，形成永存左上腔静脉，常汇入冠状窦使冠状窦口明显扩张。

值得注意的是，当右肺静脉开口直接与房间隔面相邻，开口呈椭圆形，上下径较前后径长。左房与肺静脉接壤处在心内膜面是光滑的。当肺静脉呈圆柱形汇入左房时，静脉与心房交界处容易辨认；当肺静脉呈漏斗状汇入时，其分界则不清晰。左房心肌以不同程度延伸至肺静脉外壁，一般以上肺静脉肌袖最长（见图 8.5 和图 8.13）。环绕肺静脉心房交界处的肌袖较厚，越靠近肺门的肺静脉肌组织变得越薄，越不规则。肌袖边缘的心肌细胞逐渐纤维化、退化。大体上，肌袖的肌束纵横交错深入肺静脉，呈环状分布。实验研究发现这种复杂的结构与微折返及自律性增高的心律失常相关。其他因素还涉及致自律性增高的基质，包括组织学特殊分化的传导细胞和间质性 Cajal 细胞。

肺静脉心房移行区及其毗邻的肺静脉分布着丰富的起源于心脏神经丛的自主神经。心外膜神经丛分支位于心房脂肪垫内，发出丰富的神经末梢支配这些区域，并渗入心房和肺静脉壁。

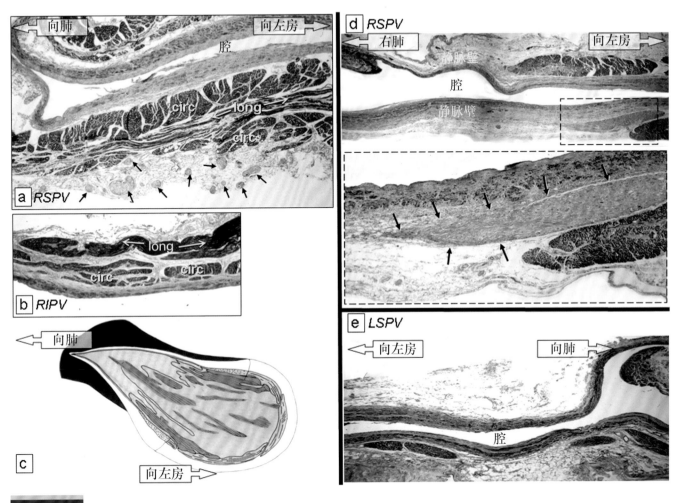

图 8.13

（a）和（b）图为肺静脉和肌袖的长轴切面，染色后心肌呈红色，纤维组织呈绿色。可见心肌呈环行（circ）和纵行（long）分布，外膜分布有丰富的神经纤维（箭头所示）。（c）图为绘制图，粉红色表示环行肌束，橙色表示纵行及斜行肌束。（d）图将方框内的局部放大，显示肌袖远端的纤维化变性。（e）图显示肌袖分布不规则、不完整。LA=左房；LSPV=左上肺静脉；RIPV和RSPV=右下肺静脉和右上肺静脉

与电生理有关的解剖

心房颤动（AF）是最常见的心律失常，近十年来，AF 导管消融治疗在全世界范围广泛开展。目前达成的共识是，无论采取哪种术式，包括对长程持续性 AF 可能需要的额外基质改良（通过线性消融等），肺静脉电隔离都是 AF 导管消融的基石。

肺静脉是 AF 的触发灶部位

已有研究发现来自肺静脉（PV）的频发期前收缩（早搏）是引起阵发性 AF 的触发灶，因此直接消除或隔离罪犯 PV 是提出该治疗策略的基石（见图 8.14）。

肺静脉是 AF 的维持部位

肺静脉不仅是 AF 的触发灶部位，肺静脉开口的心肌组织结构对 AF 的维持也同样重要。此现象是在为避免肺静脉狭窄或闭塞，采取远离肺静脉开口消融时观察到的。包绕上下肺静脉的环状消融，产生足够大的区域使 AF 或 PV 起源的快速心动过速得以维持，而心房的其他部位保持窦性心律。主要以环状排列的心肌纤维纵横交错，很可能是形成折返的基质（见图8.13）。

肺静脉在左房开口的变异很大，包括副肺静脉、肺静脉近侧分支及肺静脉共干等（见图 8.10）。目前所使用的环状标测导管是圆形的，但肺静脉开口通常是椭圆形的。因此环状标测导管可使标测的肺静脉变形，或者通过成角使肺静脉侧壁变平，如下部更靠肺静脉内，而上部更靠肺静脉开口。虽然可控弯标测导管可适应不同大小的肺静脉，但也不能调整到最佳形状，进行肺静脉电隔离时需要考虑到上述问题（见图 8.14）。

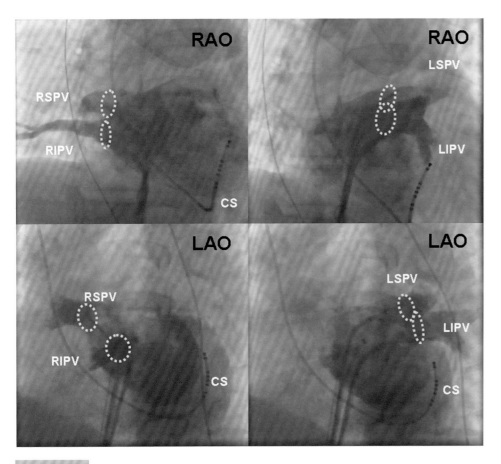

图 8.14

从右前斜位（RAO，上排图）和左前斜位（LAO，下排图）体位同时进行双侧肺静脉造影（左列显示右肺静脉，右列显示左肺静脉，上行为 RAO，下行为 LAO），黄色虚线示意肺静脉开口。注意两个投照位上肺静脉开口的形状，比如，LAO 上右下肺静脉（RIPV）呈圆形。环状电极需放置在肺静脉口之内。冠状窦（CS）电极近段是右肺静脉开口水平的一个很好的参考，同时也标志出二尖瓣环所在位置。LIPV、

肺静脉的三维结构需通过两个互补体位（左前斜位和右前斜位）的肺静脉造影才能获得，但是并不要求同时进行这两个体位造影。在右前斜位下经上腔静脉送入的冠状窦电极走行是右肺静脉一个很好的标志。左前斜位时，冠状窦电极远端放置到前侧壁，可作为二尖瓣环的良好参考标志（见图 8.14）。

环状标测电极除了能从解剖上标示肺静脉口之外，还可通过双极电图为术者提供最早激动点的位置（见图 8.15、图 8.16和图 8.17）。

LSPV 和 RSPV= 左下肺静脉、左上肺静脉和右上肺静脉。上述图片由德国汉堡的欧阳非凡医生提供

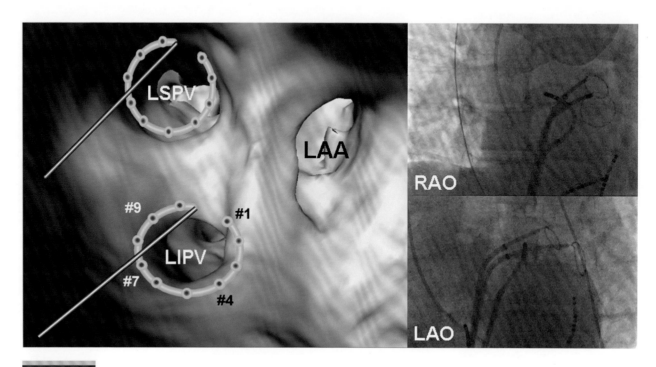

图 8.15

左图：常规放置在左肺静脉内的环状电极示意图。数字代表各电极的位置，如电极 1 ～ 4 正对着左心耳（LAA）。右图：右前斜位（RAO）和左前斜位（LAO）影像，显示放置在左肺静脉内的环状电极。经第三次房间隔穿刺，将标测导管置于左肺静脉后壁（只能从 RAO 判断）。LIPV 和 LSPV= 左下肺静脉和左上肺静脉

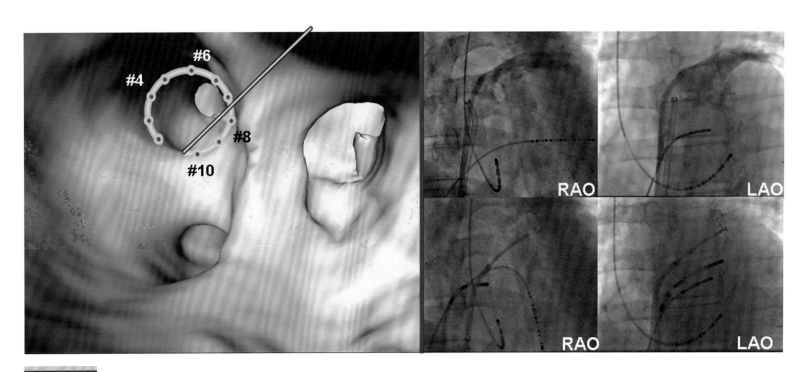

图 8.16

左图：反转并俯视放置于左肺静脉内的环状电极。此时电极 1～4 正对着肺静脉后壁。

右图：分别从右前斜位（RAO）和左前斜位（LAO）显示放置环状电极的左上肺静脉造影图

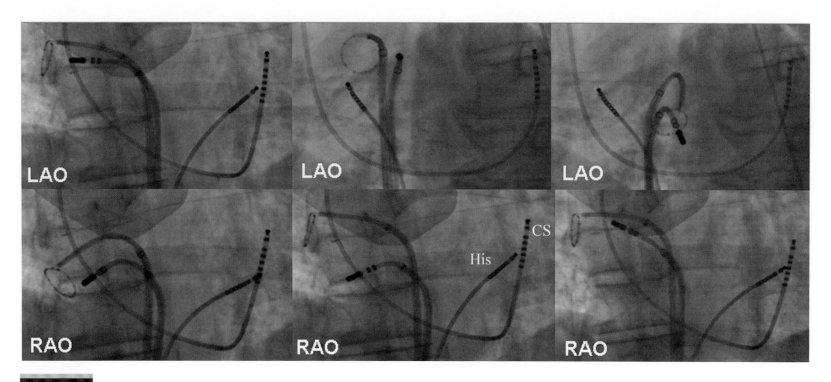

图 8.17

于右前斜位（RAO）和左前斜位（LAO）进行环右上、右下肺静脉线性消融时消融导管的位置。将肺静脉电极放置于相应的肺静脉内，为消融过程提供解剖及电位参考。注意左房大小可由 LAO 的冠状窦（CS）电极位置来判断，但从 RAO 看得更清楚。His=His 束电极

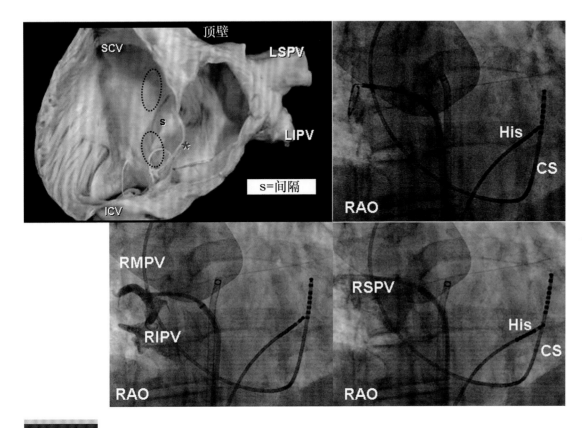

图 8.18

此标本展示房间隔右房面及其后方的肺静脉开口（虚线圈所示），星号代表 His 束位置。造影图显示出右肺静脉（RIPV、RSPV），也包括右中肺静脉（RMPV），及其与上腔静脉［SCV，可由冠状窦（CS）电极近段指示］的毗邻关系。ICV＝下腔静脉；LIPV 和 LSPV＝左下肺静脉和左上肺静脉；RAO＝右前斜位

左房

经一次或多次房间隔穿刺进入左房（LA），LA 形状变异很大，多数情况下 LA 的横径最大（于左前斜位估测 His 电极到冠状窦远端的距离），但只能间接判断上下径。顶壁不能显示并存在穿孔的风险，特别是在房间隔穿刺时。有时可以利用细微线索，如钙化的左冠状动脉近端提示顶壁位置，而冠状窦电极可指示 LA 底部（见图 8.14）。

毗邻结构

LA 位于右房（RA）后方，右肺静脉靠近 RA 腔静脉之间的区域（图 8.18）。右上肺静脉内常可记录到上腔静脉的远场电位，易与持续的肺静脉电位相混淆。

右侧膈神经多位于右肺静脉前壁与右房后侧壁之间，与右上肺静脉的距离常较与右下肺静脉的近（详见第2章）。如果膈神经与肺静脉相距非常近（一些标本只有2mm），在右肺静脉内送入坚硬的球囊或插入环状电极时，可使肺静脉壁或心房壁更加贴近膈神经。高功率起搏引起膈肌收缩可用于标示右侧膈神经的走向，从而降低损伤膈神经的风险。左侧膈神经常远离左肺静脉，大多数情况下可能更靠近左室（LV）侧壁，在放置LV电极时可能被夺获。同样，置入LV电极之后，以高功率起搏可标测左侧膈神经的走行，以避免术后发生无法耐受的膈肌收缩。

左房的特殊部位

于特殊区域进行线性消融以划分左房时，关键要确认相应的标志或边界。进行肺静脉造影确认肺静脉开口的位置，以避免在肺静脉内消融非常重要。所谓的顶壁线连接着右侧和左侧肺静脉，通过"大弯"的方式容易到位（见图8.19）。在左前斜位操作消融导管，以最大程度弯曲导管，并小心推送，直至弯曲成180°，操作过程中注意不要误入左室。然后伸直导管，可非常稳定地贴靠组织。将导管从左肺静脉口边缘慢慢回拉至右肺静脉口，即完成顶壁线消融，在消融线上形成明显的双电位。

所谓的侧壁峡部或LA峡部线，连接左下肺静脉口与二尖瓣环下侧壁之间，其长度变异很大，但在右前斜位，通过置于左下肺静脉的环状电极与冠状窦电极之间的距离易于判断其长度。由于冠状窦电极更靠近心房，而不在二尖瓣口水平，因此消融过程中识别二尖瓣环（小A、大V）的位置十分重要，以避免在瓣环附近留下漏点。LA心肌可以很厚，约有一半患者需在冠状窦内进行心外膜消融。冠状窦管状的远端和分支可使消融导管难以到达与心内膜消融线相对应的位置，此外，尚需注意附近有左回旋支。

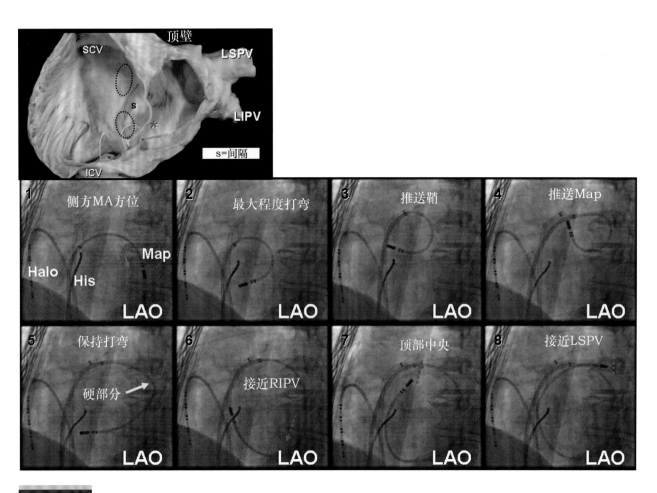

顶壁
SCV
LSPV
s
LIPV
*
ICV
s=间隔

| 1 | 侧方MA方位 | Map | 2 | 最大程度打弯 | 3 | 推送鞘 | 4 | 推送Map |

Halo His
LAO

图 8.19

示意导管以大弯的方式到达左上肺静脉（LSPV）：开始时使鞘管指向左肺静脉，导管半弯曲。当远端电极记录到远场 V 波时，导管同时推进和弯曲，这样，导管较硬的杆部露出鞘管，并抵在左房（LA）游离壁

上。小心推进导管使之沿 LA 底部轮廓滑动。按此方法可依次经过右下肺静脉、右上肺静脉、LA 顶部，最终到达左上肺静脉，此时导管与组织的接触很稳定。这是消融顶壁线的一种有用的方法，操作时需注意

勿使导管滑入肺静脉。Halo= 置于右房游离壁的多极标测电极；His=His 束电极；ICV 和 SCV= 下腔静脉和上腔静脉；LAO= 左前斜位；LIPV 和 RIPV= 左下肺静脉和右下肺静脉；MA= 二尖瓣环；Map= 标测导管

心脏外和心外膜的结构

由于心房食管瘘是消融术后致命的并发症，目前已经有许多关于确定食管位置（见图 8.3）及局部温度的研究。静态的影像图（如 CT、磁共振成像、三维标测图等）能明确显示食管紧靠左房（相距约几毫米），食管位置会随着吞咽动作而改变，因此对精确判断二者之间的距离可能产生影响。同样，温度探头也不一定放到很靠近消融导管的位置，可能埋在食管黏膜皱襞下或者贴靠食管后壁。因此，温度探头的读数不高，可能造成消融安全的假象。控制较低的消融功率（如 30W）及尽量减少在左房后壁放电消融是避免不必要损伤的最佳方法。

神经节丛

心脏具有内在神经系统，神经细胞胞体位于所谓的神经节中，后者分布在心房周围的特殊部位（见图 8.1）。目前，神经节在心律失常的触发和维持机制中发挥的作用还有待进一步研究。从心内膜消融心外膜的一些结构存在一定的风险，而心外膜消融技术（如微创技术）为消融提供了另一条途径。

心包横窦和斜窦

心包折叠包绕心脏，限制了经心外膜到达 LA 和肺静脉。通过心包斜窦可到达肺静脉之间的区域，而通过位于主动脉和肺动脉干后方的心包横窦可到达 LA 前壁（见图 8.20 和图 1.2）。▣

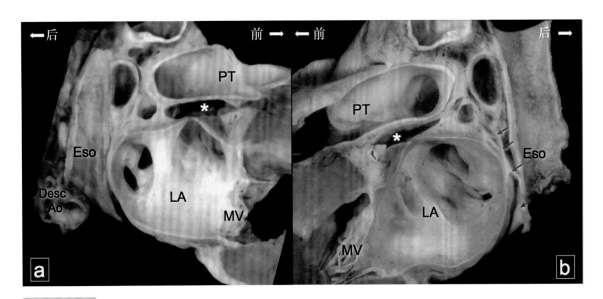

图 8.20

（a）和（b）图为将心脏纵切所分成的两半，展示了左房（LA）与食管（Eso）的毗邻关系。心包横窦（星号所示）位于心房壁前方。小箭头所指的是覆盖着心包斜窦的残余纤维心包切口。DescAo= 降主动脉；MV= 二尖瓣；PT= 肺动脉干

心室与先天性心脏畸形

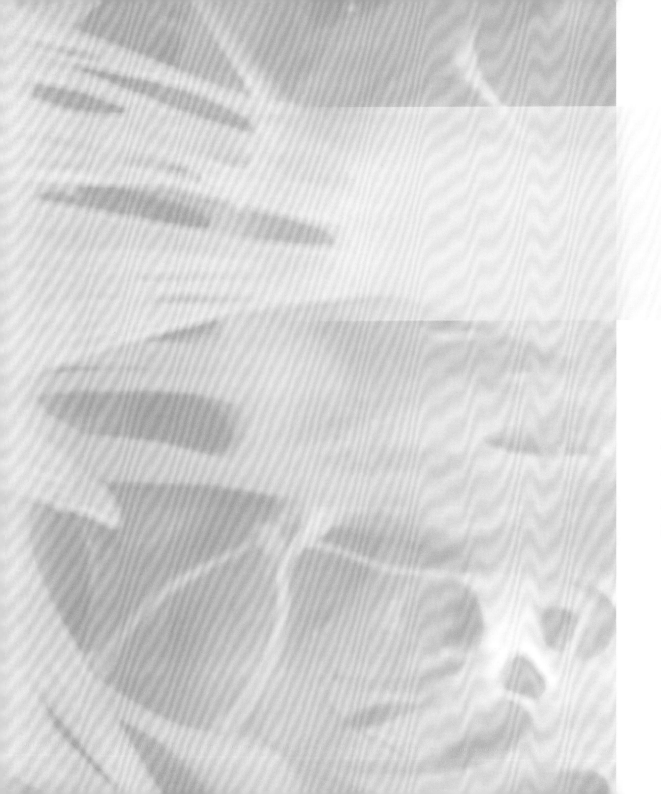

9

右心室

由于可直接经最常用的静脉途径进入右室，故右室为两个心室中最为人熟悉的心腔。然而，由于三尖瓣复杂的结构及存在众多的肌小梁，了解右室详细的解剖知识不仅有助于电生理手术，对器械植入也有帮助。

解剖

在正常心脏解剖中，右室位于心脏最前方，在胸骨后面。同时，也是整个心影轮廓的下缘标志。从前面观，右室呈三角形。从心尖观看，右室右缘尖锐，形成心缘的锐边。从纵截面观，右室腔呈新月形，与室间隔相邻（图9.1）。

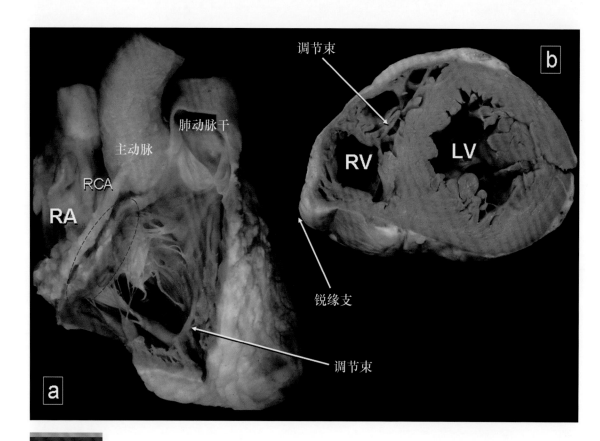

图 9.1

（a）前面观表明右室（RV）从三尖瓣环口部延伸至肺动脉瓣。主动脉根部在右室顶壁之上。（b）横截面观，右室呈新月形。LV= 左室；RA= 右房；RCA= 右冠状动脉

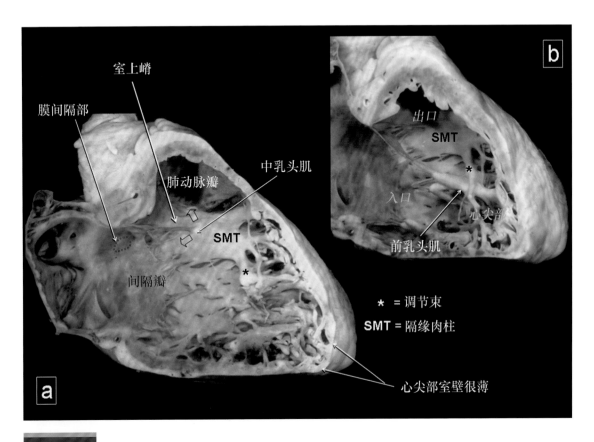

图中标注（图a）：
- 室上嵴
- 膜间隔部
- 肺动脉瓣
- 中乳头肌
- SMT
- 间隔瓣
- 心尖部室壁很薄
- a

图中标注（图b）：
- b
- 出口
- SMT
- 入口
- 心尖部
- 前乳头肌

* = 调节束

SMT = 隔缘肉柱

图 9.2

右侧面观展现了右室三个组成部分和肌束的特征。空心箭头代表 Y 形隔缘肉柱
（SMT）的前支和后支。注意心尖部室壁很薄

右室腔由在其入口的三尖瓣环和在其出口的肺动脉瓣叶的附属物所界定。从解剖角度讲，右室被分成 3 个部分：流入道、心尖部和流出道，相邻部位无显著的分隔界线（图 9.2）。流入道从三尖瓣环延伸至乳头肌，乳头肌通过锚状的腱索和瓣叶与心室壁相连。三尖瓣分成隔侧瓣、前瓣和后瓣。隔侧瓣腱索直接延伸入室间隔为三尖瓣的特征。

中乳头肌——间隔的一个小突出，支持隔瓣和前瓣之间的连接（图9.2）。与该连接处相邻的室间隔部为膜部室间隔，可作为房室传导束的标志（图9.3）。三尖瓣环跨过膜部间隔，将间隔部分成房间隔和室间隔两部分，但偶尔，该区域可能无瓣膜组织与隔瓣相连而呈裂缝状。中乳头肌在间隔的插入点是右束支在间隔部的起源点，下延至隔缘肉柱的心内膜下（见第5章）。较大的乳头肌——前乳头肌，支撑固定前瓣及其与后瓣的连接。前瓣和后瓣的连接由一组小乳头肌即后乳头肌支撑固定。

粗大的隔缘肉柱在心尖部交叉，即所谓的肌小梁部分。尽管右室体部顶壁的心肌总体厚度为3～5mm，除外肌小梁，心尖大部分的厚度约1.5mm。节制索是一种肌小梁，为右室的特征（见图9.1和图9.2）。节制索桥接隔缘肉柱体部和顶壁之间的心室腔，沿此途径一直向上延伸至前乳

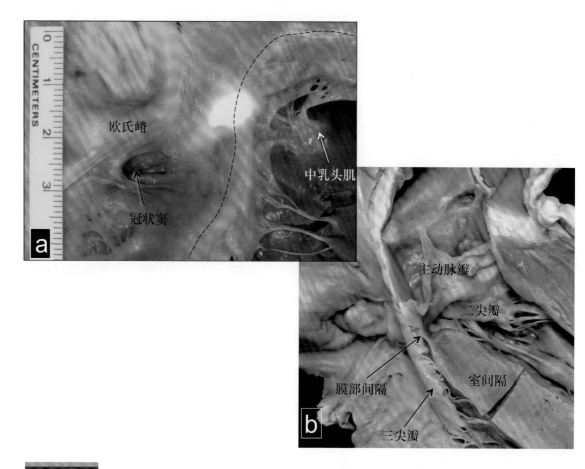

图9.3

（a）膜部间隔的右房部分显示：三尖瓣环（虚线）跨过膜部间隔（透光区域）。图中心脏膜部间隔缺少瓣叶组织。（b）纵行切面显示薄的膜部间隔和其与主动脉瓣的解剖毗邻关系

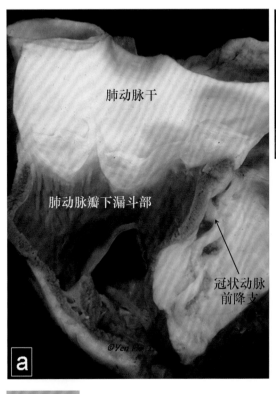

肺动脉干

肺动脉瓣下漏斗部

冠状动脉
前降支

a

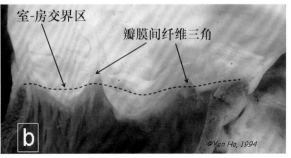

室-房交界区

瓣膜间纤维三角

b

©Yen Ho, 1994

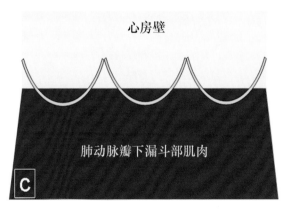

心房壁

肺动脉瓣下漏斗部肌肉

c

图 9.4

（a）图为右室流出道前面观，室上嵴缓慢延伸至肺动脉瓣下肌性漏斗部。（b）和
（c）图示肺动脉瓣叶之间的半月瓣附属物跨过动脉主干和右室肌性组织

头肌。右束支主要传导束行走于节制索内。隔缘肉柱呈"Y"字形，附着于间隔表面。其分支之间位于心室壁的皱褶中，构成了心室顶壁，其中一部分为室上嵴（图9.2），将右室的两个瓣膜区分开来，同时也是右室流程的整体组成部分。

右室流出道（RVOT）向上、向头部跨过左室流出道，两个流出道呈十字交叉关系。右室的室上嵴延伸为独立管状且内壁光滑的肌性肺动脉瓣下漏斗部，其支撑着肺动脉瓣（图9.4）。

心室壁厚度多为3～5mm，向上逐渐变薄至远端的肺动脉瓣连接处，在那里厚度约1～2mm。尽管消融术者常提到RVOT的间隔和游离壁两个概念，但必须注意到漏斗部并无真正的间隔成分，出口处的间隔延伸成心外组织，与主动脉窦直接相连（图9.5）。间隔部分的任何处的穿孔更可能直接穿出至心脏外而不是左室内。因此，解剖上，定义为间隔旁将更准确描述漏斗部的这部分，从而将其区别于游离壁或侧壁（见图9.5）。间隔旁部分跨过左前降支和右冠状动脉的近段（图9.6）。

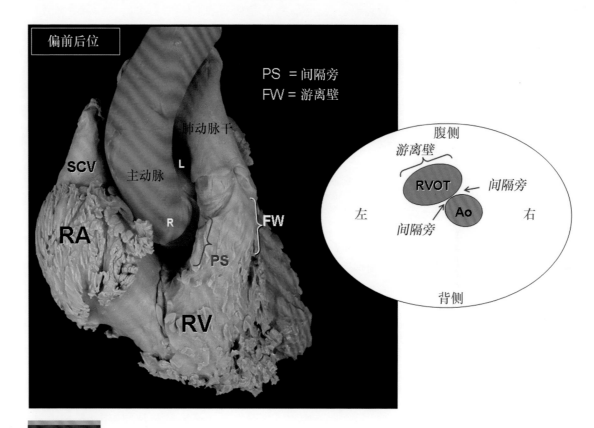

图9.5

心脏内注模上的半月瓣膜效果图显示出主动脉和肺动脉瓣的偏移关系。左（L）、右（R）冠窦靠近漏斗部的间隔旁（PS）。游离壁（FW）在漏斗部的反方向。示意图描述了右室流出道（RVOT）间隔旁和游离壁的解剖关系。Ao= 主动脉；RA= 右房；RV= 右室；SVC= 上腔静脉

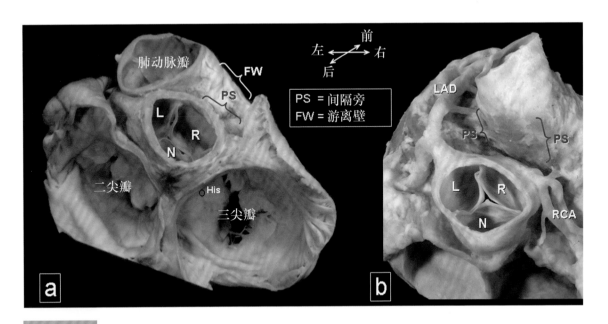

图 9.6

这些切面显示主动脉瓣位于心脏中心，与三个主动脉窦（L、R、N）的位置关系和其相邻结构（前方的漏斗部及后方的心房）的关系。（a）图显示 His 束与右冠窦（R）和无冠窦（N）之间的连接相关。（b）图中漏斗部已被切开及向前牵拉，表明其邻近右冠状动脉（RCA）和左冠状动脉（LCA）。其间隔旁（PS）部分与主动脉窦重叠。His=His 束；LAD= 左前降支

肺动脉瓣的半月瓣结构使其呈新月形线，跨过心室肌和动脉壁之间的解剖连接，被主动脉窦底的小部分心肌包绕（图 9.4）。肺动脉瓣平面相对高，几乎呈水平形，而主动脉瓣相对低，与中间平面呈 45°（图 9.5）。两者的动脉瓣膜平面之间的差异可能因漏斗部的长度被夸大了。肺动脉瓣漏斗部后下壁覆盖在左、右冠窦的前壁，在一定程度上或多或少给人以肌袖覆盖主动脉窦的印象。两个肺动脉瓣邻近两个主动脉窦，主动脉窦发出右冠状动脉和左主干（图 9.6）。冠状动脉经房室沟往下延伸，在心外膜几毫米内跨过漏斗部区域。

右室影像解剖

从左前斜位看，右室（RV）形成右室游离壁的阴影。使用多极导管标示完整的房室结，也可以描述方向和轴位，因为导管经前间隔部跨越三尖瓣环，通过远端导管管身将其稳定在室间隔处。在右前斜位，希氏束导管可作为房室瓣膜或主动脉的标志（图9.7）。

右室造影可以将右室体部清晰显影，同时也将肺动脉瓣显影（图9.8）。在瓣环的水平位置根据局部电位消失来界定房室瓣的位置与采用顺序标测（传统或三维标测系统）同样有效。对于右室流出道，最容易的标测入路为前送标测导管使其先朝向右室心尖部。

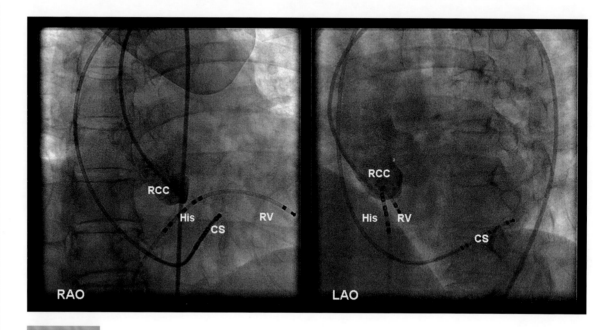

图9.7

左前斜位（LAO）和右前斜位（RAO）显示，记录到典型His束电位的多极导管可标示主动脉根部（通过猪尾巴导管造影）和His束记录点的位置。注意猪尾巴导管位于右冠窦（RCC）。CS= 冠状窦；RV= 右室

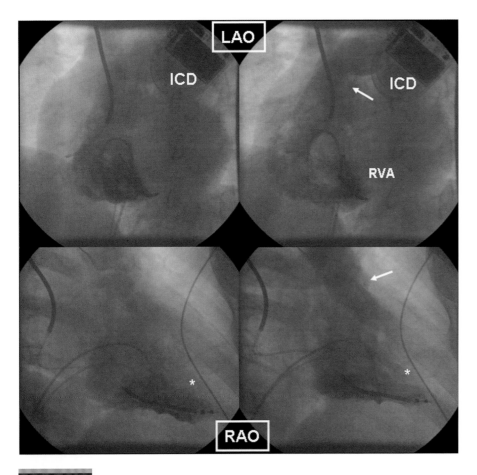

在右前斜位，在右室心尖部阴影 1/3 至中间的位置，顺时针 180° 旋转导管头端，使其朝向流出道。在右前斜位的心脏阴影中，小心前送导管，进一步弯曲可前送至 RVOT 的后壁（邻近右冠窦），继续顺时针旋转导管可朝向 RVOT 的游离壁，若逆时针旋转可朝向间隔部。导管完全伸直可以标测前壁部分（大多数位于腹侧）。最安全有效的标测 RVOT 的方法为，将导管前送更远些，使其位于肺动脉瓣下，然后朝向右室体部逐渐下拉，并不提倡导管伸直往上送至 RVOT，因为右室壁很薄，特别是前壁，很容易导致穿孔。

图 9.8

左前斜位（LAO）和右前斜位（RAO）下，采用注射泵进行右室造影。注意肌小梁区（星号）和肺动脉瓣（箭头所指）。上图（LAO）可见 ICD，其与心内永久电极相连。注意 ICD 线圈位于右室远端。RVA= 右室心尖部

当标测右室心腔时，第一个标记为三尖瓣环，包括记录到 His 束的位置（左前斜位大约 1 点钟位置）。借助上述技巧，相应地进行 RVOT 标测。在右前斜位最容易看右室心尖部，主要组成影像上的阴影。然而，左室心尖部在上面重叠，必须注意到右室心尖部的壁非常薄，避免穿孔（图9.9）。同样，在右室心尖部放置永久起搏或除颤电极时也可致其穿孔。

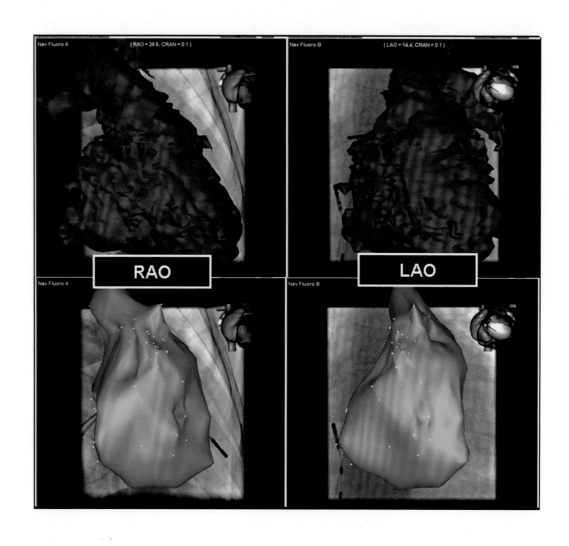

图 9.9

一例右室扩大患者的心脏三维图。上排图展示了心脏磁共振扫描的三维重建图重叠在相同投照位的造影图像上。下排图为在同样造影图像背景下，使用 CARTO 系统构建的右室三维电解剖标测图。注意心尖部标测导管出现在三维图轮廓之外。由于右室扩大，导管已经离开三维腔，而标测系统仍可正确定位，尽管事实上导管并未穿出心壁之外。LAO 和 RAO= 左、右前斜位

大部分室间隔可以很容易地进行标测。提前局部 V 波的高频电位可用于描绘生理传导系统。大量节制索或丰富的肌小梁阻碍导管的旋转。即使无任何阻力，术者也应轻柔回撤导管和重新往更高或更低位置标测靶点。在右室心尖部逆时针旋转导管，或在 RVOT 顺时针旋转也可到达游离壁。

最后，右冠状动脉造影可以从心外膜确定三尖瓣环位置。将较细小导管放置在右冠状动脉也可以作为解剖指引，例如放至旁道心外膜连接处。

室性心律失常

特发性右室室性心动过速（室速）

无明显结构性心脏病时，最常见的室速为 RVOT 起源室速。借助肺动脉瓣下漏斗部的间隔部和游离壁以及右前斜位下的前后位置［实际上分别反映朝左（朝向患者左侧）和朝右］来描述局灶的部位容易使人混淆。大部分 RVOT 局灶起源可在漏斗部远端标测到，靠近肺动脉瓣（图 9.10）。

缺血性心脏病

缺血性心脏病所致室速大多围绕着梗死区域或心室瘢痕折返。梗死区域通常呈现组织异质性，特别是存活心肌束散布在坏死区域边缘带。缝隙连接密度或分布的改变、存活心肌束被大量纤维组织分隔、初始破坏后交感神经再生也可致心律失常。在远离梗死区域的肥厚或扩张心肌处，也可见增加的间质纤维化和缝隙连接分布的适应性变化。

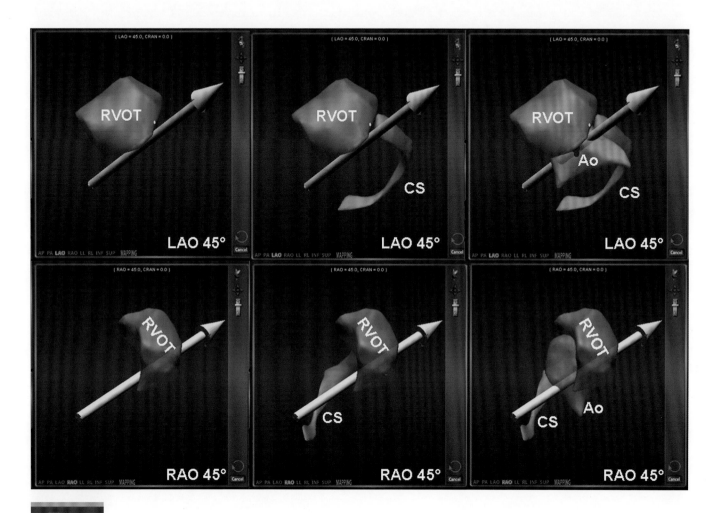

图 9.10

左前斜位（LAO，上排图）和右前斜位（RAO，下排图）投照下，右室流出道（RVOT）的三维电解剖图与冠状窦（CS）和主动脉根部（Ao）三维重建图的比较。黄色箭头代表主动脉窦室性期前收缩远程遥控导管消融时的磁向量方向

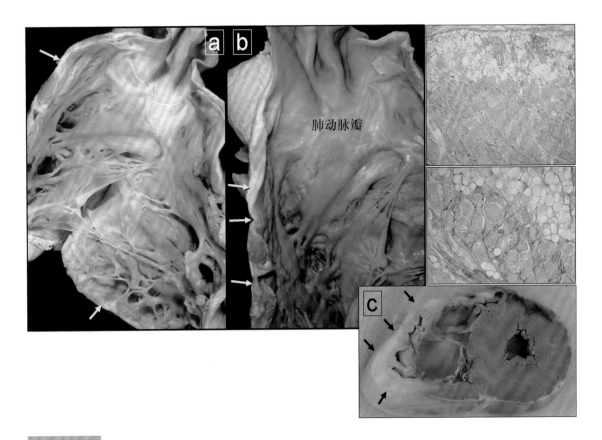

右室心肌病

致心律失常性右室心肌病为桥粒疾病（图9.11）。尽管左室也可受累，结构异常更多见于右室。病变主要见于三个部位，下壁、心尖部和漏斗部，以及所谓发育不全的三角区。心室肌逐渐被纤维脂肪组织替代，遗留散布在纤维和脂肪组织之间的存活心肌细胞岛。病变从右室心外膜心系膜开始逐渐渗透至整个心肌壁。相比于左室壁，右室壁很薄，受累区域逐渐出现瘤样改变。∎

图 9.11

（a）和（b）图示致心律失常性右室心肌病心脏呈现出大体上心肌不易被看到的区域。显微镜下心肌被纤维（红色）和脂肪所替代。（c）图为纵切面观，表明心脏广泛被纤维脂肪所取代。以上组织学与切片照片由英国伦敦的 Margaret Burke 医生提供

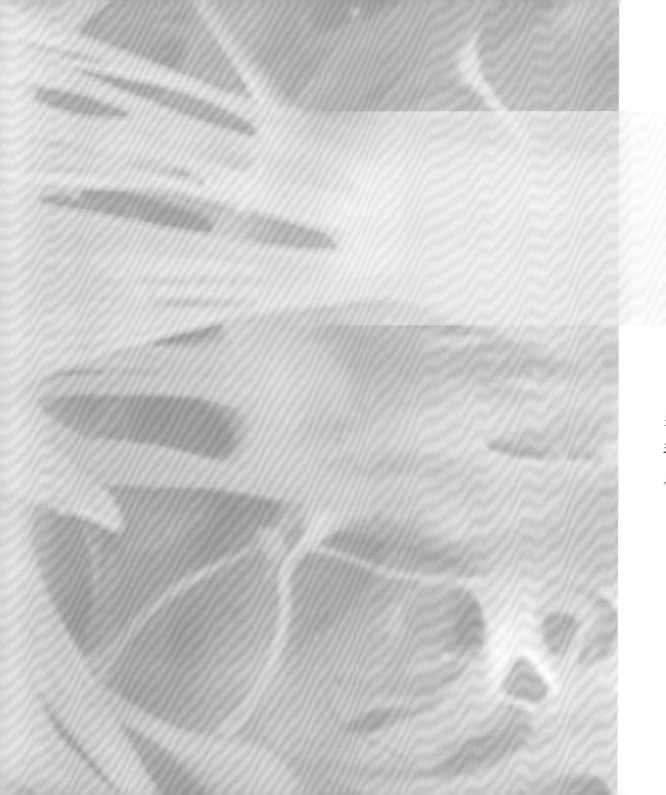

10

左心室

　　过去常用经主动脉逆行途径对二尖瓣环和左侧旁道进行标测和消融，现在可对左室进行标测与消融以治疗左室瘢痕室速或传导系统起源的室速。

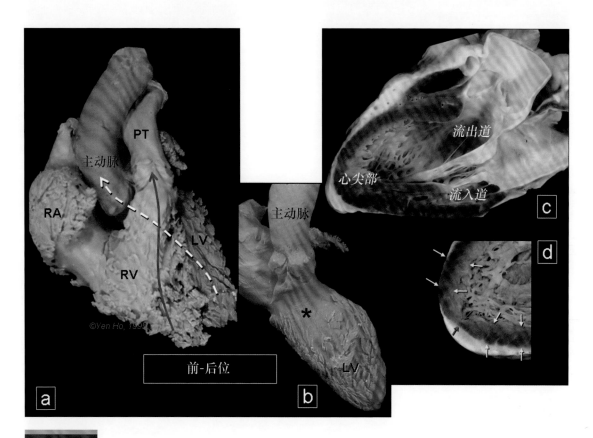

解剖

与右室（RV）不同，左室流入道和流出道成锐角，使左室大致呈圆锥形。从心脏前面看，左室大部分位于右室后面，右室流出道和左室流入道的位置重叠（图10.1），这主要是由于位于心脏中心位置的主动脉瓣，使得流出道位于二尖瓣环与左室间隔之间。心脏下缘与膈肌相邻。

图 10.1

（a）图示左室（LV）大部分位于右室（RV）后面。左室流出道在右室流出道后面（箭头）。（b）图示主动脉瓣下的间隔面（星号）光滑。（c）图示左室的三个部分，其中流出道位于间隔和流入道之间。（d）图示左室壁（黄色箭头）逐渐变薄，心尖部（红色箭头）最薄。PT= 肺动脉干；RA= 右房

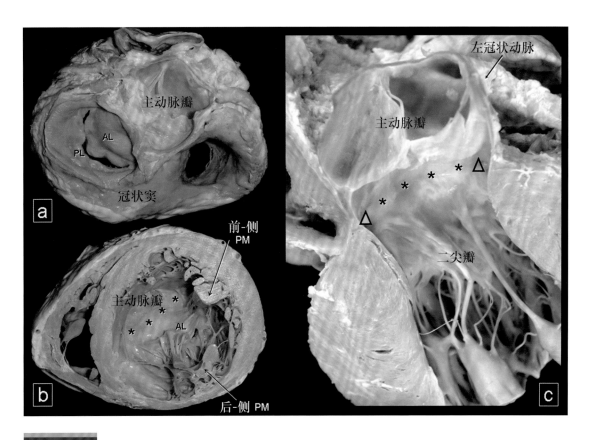

位于流入道入口的二尖瓣结构与间隔相邻区域有限（图10.2）。相比于三尖瓣，靠近间隔的二尖瓣间隔侧远离心尖部，无真正间隔瓣叶。二尖瓣两个瓣叶按位置称为前瓣和后瓣，但瓣叶名称并没能真正反映其解剖位置。2/3的瓣环位于房室交界处侧壁，而1/3瓣环位于前瓣和主动脉瓣之间的纤维连接处（图10.2）。

图10.2

（a）从心房侧看二尖瓣环的前瓣（AL）和后瓣（PL）。主动脉瓣紧邻二尖瓣环。（b）从心尖部角度看左室扩大并陈旧心肌梗死的心脏，纤维连接区（星号）位于二尖瓣和主动脉瓣之间。（c）从前面看，纵切面可见纤维连接体区域。三角形代表纤维三角的两端，蓝色为右三角。PM=乳头肌

纤维连接体的末端为左右纤维三角，右三角构成纤维体的中心部分。与主动脉瓣相邻的前瓣位置较深，而后瓣较浅。二尖瓣瓣膜仅通过腱索与两组乳头肌相邻（图 10.3）。乳头肌插入点延续至肌小梁。两组乳头肌距离较近，因此导致在该区域内导管操作困难。

从乳头肌插入点水平至心尖部形成左室心尖部。左室壁正常厚度为 12 ～ 15mm，不包括肌小梁。在左室心尖部，室壁厚度明显缩小为 1 ～ 2mm（图 10.1）。左室的肌小梁比右室所见的精细（图 10.3）。偶尔，肌腱或假腱索位于间隔和乳头肌或侧壁之间。其通常包含了左束支远端分支。

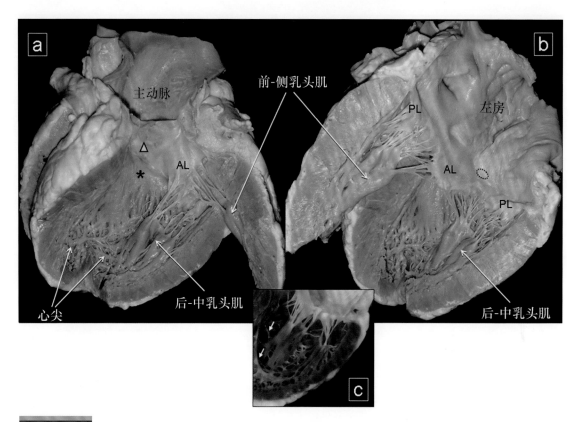

图 10.3

（a）和（b）图分别展示了流出道和流入道，以及二尖瓣乳头肌。（a）图示房室传导系统经中心纤维体（蓝色三角）延伸进入左室。室间隔上部分心内膜面（星号）光滑。（b）椭圆形代表房室结插入点。（c）图切面展示了乳头肌从肌小梁发出，也展示了假腱索（箭头）。AL 和 PL= 前瓣和后瓣

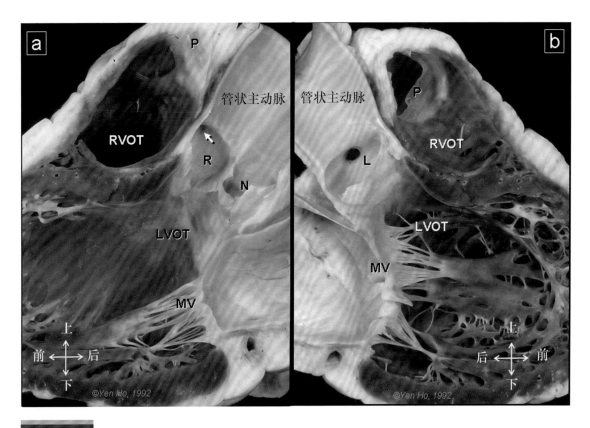

左室流出道偏向右、上和前侧（腹侧）。肌部室间隔和二尖瓣前瓣分别界定了流出道前上部和后下部边界。在延伸至管状的升主动脉之前，主动脉瓣以三个 Valsalva 窦与心室组织相连。类似于肺动脉瓣，主动脉瓣的半月瓣的最低点被心室肌组织围绕，但仅围绕右冠窦和半个左冠窦（图 10.4）。这些 Valsalva 窦邻近肺动脉漏斗部。冠状动脉开口位于 Valsalva 窦内，低于主动脉窦管连接水平，但高于瓣膜的最低点。主动脉窦肌性成分可能为反复单形性室速（VT）的起源。因为右冠窦与室间隔最高部分相连接，心室漏斗褶将其与右室腔隔离，很容易将褶的肌性组织误认为主动脉根部动脉外膜的心肌延伸（图 10.4）。

图 10.4

纵切面将心脏平分成两半，展示了主动脉窦（R、L、N）。右冠状动脉（小箭头）和左冠状动脉开口低于主动脉窦管连接水平。右室流出道（RVOT）的肌性肺动脉瓣下漏斗部紧靠右冠窦和左冠窦。LVOT= 左室流出道；MV= 二尖瓣环；P= 肺动脉瓣

鉴于肺动脉瓣下漏斗部和左室流出道的空间关系，部分右室流出道的触发灶可能在相邻主动脉窦的区域消融成功，反之亦然。而无冠窦紧邻左、右心房的间隔区域，接近于房室交界处的上部，His 束附近起源的局灶房速可能在此成功标测和消融（图 6.28 和图 9.6）。

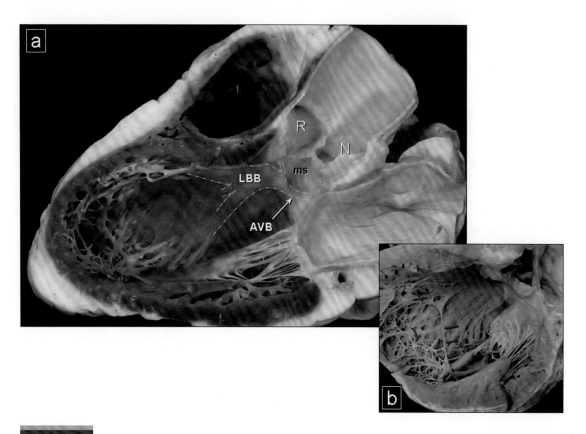

图 10.5

（a）房室结（AVB）似乎位于左侧室间隔面。左束支（LBB）位于心内膜下，从间隔表浅位置逐渐向下延伸。（b）假腱索（箭头）将左束支远端分支连接至乳头肌和侧壁。ms= 膜部室间隔；N 和 R= 无冠窦和右冠窦

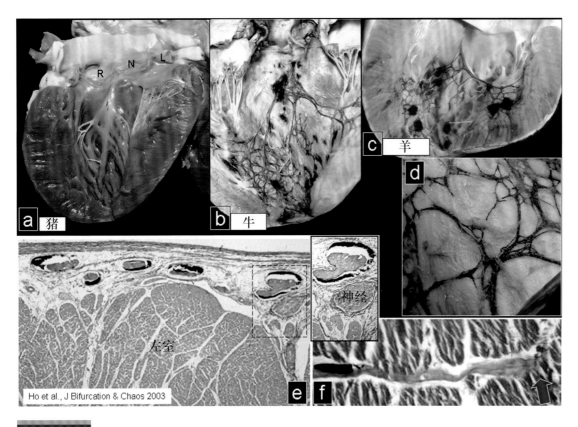

传导组织

室间隔前上部分延伸至主动脉瓣部分为光滑的。常见的房室传导束从中央纤维体发出，位于膜部室间隔和肌部室间隔最高部分之间（图10.5）。房室传导束的标志为纤维体，与主动脉瓣右瓣最高处和无冠窦相邻。左束支位于心内膜下，通常分成三个主要束支，束支之间相互交联并进一步分成微细的分支及浦肯野网（图10.6）。

图10.6

这些图展示了脊椎动物心脏的左束支和浦肯野网。在（a）图新鲜心脏标本中，灰白色代表围绕在传导组织周围的纤维鞘，（b）至（d）图为墨汁灌注。（e）图中这个组织切面和其扩大组织表明神经束靠近传导组织。（f）图示淡染色的浦肯野细胞和心肌之间的移行区（箭头）。L、N和R=左冠窦、无冠窦和右冠窦

左室的冠状静脉

左室静脉是左室电极置入和心外膜室速消融的重要通道（也见于第 2 章）。冠状静脉壁薄，在心外膜侧没有保护，容易穿孔破入心包腔。

心大静脉延伸至邻近心尖部的前室间静脉。有时心尖部可见两根或更多小静脉，这些血管同时汇集成较大静脉，与相邻动脉伴行或位于前降支表面。前室间静脉在邻近左冠状动脉第一分叉处，转弯延伸至左房室沟，从左心耳底下穿过，沿着房室沟继续向左走行。在其行程的第一部分，心大静脉与室间隔和左室前壁的很多小分支血管汇合。继续向后、向下走行，与左房静脉汇合，包括 Marshall 静脉或韧带。左钝缘静脉和左下静脉在心脏表面与心大静脉汇合，继续延伸至冠状窦。就如其名，左钝缘静脉沿着心脏钝缘侧上行。成人心脏的心大静脉近端、左钝缘静脉和左下静脉足够大以置入左室起搏电极（图

1.13 和图 4.4）。然而，这些静脉在数量和走行分布上存在较大变异。左下静脉缺如可限制部分区域作为靶区域进行消融。即使存在，若静脉直径小和成角大或严重扭曲也会限制进入该静脉进行消融或置入左室电极。

不管在这些静脉进行消融还是起搏，必须注意到膈神经损伤的风险，因为膈神经邻近于左钝缘静脉或心大静脉，取决于静脉下降的走行（见于第 2 章）。此外，静脉和动脉之间的关系也可变，静脉可跨过动脉，反之亦然。

左室冠状动脉血流供应

左冠状动脉常分成两个大分支：前降支（LAD）和回旋支（LCX）。有时可能存在第三分支即中间支。LAD 供应左室前侧壁，包括室间隔向下至心尖部；位于冠状沟的 LCX 主要供应左室后侧壁（也见第 1 章）。

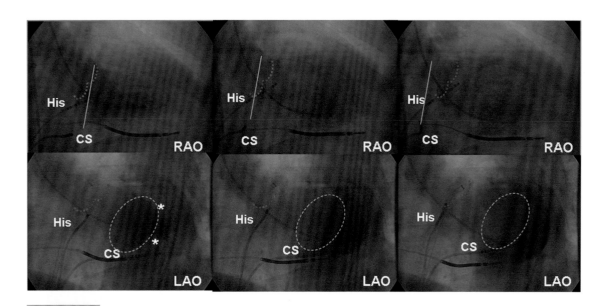

图 10.7

采用高压注射器，猪尾巴导管跨过主动脉瓣膜（紫色点线）逆行至左室进行左室造影。从左前斜位（LAO，上图）和右前斜位（RAO，下图）造影的几个截图展示舒张期和收缩期的几个时间点，以及左室腔不同充盈状况。CS= 冠状窦，它是二尖瓣环的额外标志（绿色点线）；His=His 记录导管，指示主动脉瓣膜（紫色点线）

电生理方面
诊断导管对左室进行辨别

尽管很难确定左室内在结构，利用两根诊断导管可以较容易地确定左室边界。位于冠状窦远端的诊断导管可以指引二尖瓣环切面，这也就是左室入口部位。在左前斜位（LAO），冠状窦导管杆投射出左室游离壁的阴影。在右前斜位（RAO），冠状窦导管杆显示二尖瓣环水平，同时心尖部投影显现左室容积大小（图 10.7）。

如果冠状窦导管前送得够远（直至前室间静脉起始处），就可以标识出左冠窦，因此也可以描画出主动脉边界（图10.8）。His束导管通常可以提示无冠窦和右冠窦的交界处。在左前斜位，希氏束导管也可以作为间隔的标志，而在右前斜位其又提示了中心纤维体水平面。

在与旋支伴行的冠状窦段，于冠状窦内高能量放电会损伤相邻的组织（见图10.8）。

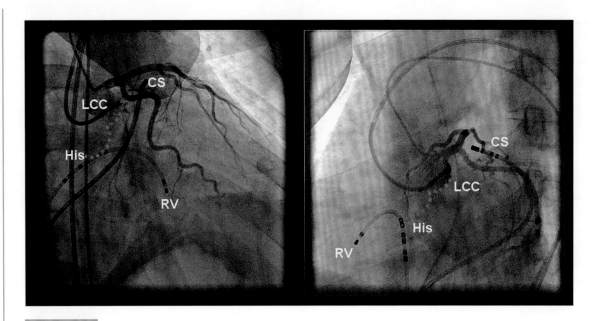

图 10.8

一例单形性室性期前收缩起源于左冠窦（LCC）的病例。两个体位的左冠状动脉选择性造影可以显示冠状动脉的开口。冠状窦（CS）导管最远端作为标测过程的指引，也是动脉穿孔的早期标志，提示这例患者需要经逆行途径进行标测。注意His束导管可以提示右冠窦位置。通过比较His束电极（His）和冠状窦电极记录到的局部V波的提前程度，仅借助经静脉导管便可以鉴别是左冠窦起源还是右冠窦起源。RV=右室

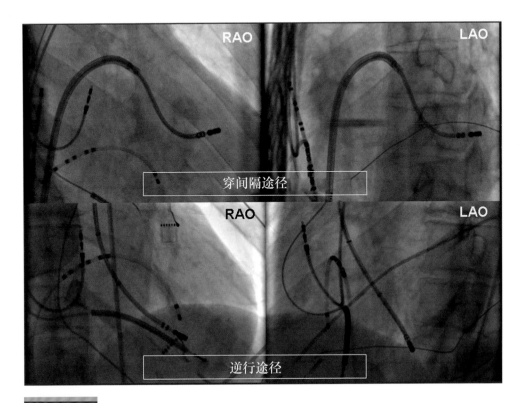

图 10.9

穿房间隔途径和主动脉逆行途径于左室进行标测消融。上排图显示使用可调弯鞘（Agilis）经房间隔途径可以到达左室游离壁。下排图提示标测导管经主动脉逆行途径跨过主动脉瓣贴靠于室间隔朝向心尖部。LAO 和 RAO= 左前斜位和右前斜位

左室标测

　　左室通常可以经两种途径进行标测：传统逆行跨过主动脉瓣途径和需要房间隔穿刺的跨过二尖瓣途径（图 10.9）。虽然有时逆行途径很容易建立，但导管固定和标测很困难，需要术者反转导管才可以到达左室前壁。使用可调弯鞘管，经房间隔途径更容易操作导管，同时导管稳定性好。不管经哪种途径进行操作，若术者发现导管很难到达某个区域时，必须考虑改变导管入路以便于更好地进行导管操作。

室性心律失常

缺血性心脏病

西方国家常见的疾病如左室室速主要来源于冠状动脉疾病导致的左室心肌缺血（也见于第9章）。于急性心肌梗死的急性期发生缺血相关心律失常的死亡危险性最高。在心肌梗死的急性期，心肌细胞丧失收缩性，肌原纤维被牵拉，细胞内和细胞外水肿增加，干扰细胞间连接。持续心肌缺血，梗死组织从心内膜下延伸至心外膜。受损细胞的中心区域发生凝固性坏死，该区域被健康组织包围，提示出现了与缺血和再灌注相关的收缩带坏死。炎症反应后紧接着出现巨噬细胞浸润，纤维血管增殖反应，瘢痕组织形成，演变成致密纤维瘢痕（图10.10）。

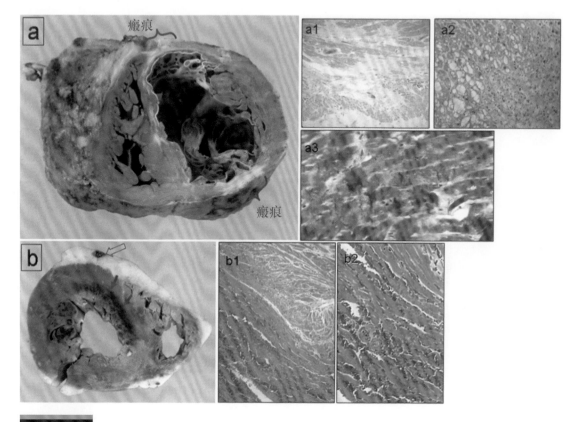

图 10.10

（a）横截面提示前壁和后下壁的陈旧瘢痕处心室壁变薄。（a1）致密白色瘢痕组织散布于心肌细胞间。（a2）心肌纤维丢失致心肌细胞空泡化。（a3）收缩带坏死。（b）冠状动脉支架置入（空心箭头）后的亚急性期出血性梗死（实线箭头）。（b1）组织学显示在未受影响的灰白色区域附近的死亡心肌区域，红细胞渗出至间质。（b2）放大后显示出血性梗死。以上图片由英国伦敦 Harefield 医院的 Margaret Burke 医生提供

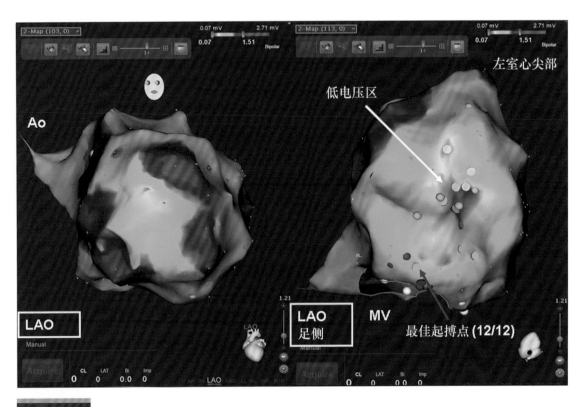

梗死后常有存活心肌细胞束散布在坏死区域内呈现异质性，特别是在边缘区域。大面积透壁性坏死导致心室壁纤维化，可能形成室壁瘤和边缘区域的存活心肌细胞岛。三维标测系统可很好地描绘出低电压区，但若导管与组织接触不好，可影响三维模型重建与标测，从而过度评估瘢痕组织的面积大小（图 10.11）。

图 10.11

心肌梗死后患者左室（LV）基质标测示例，采用局部 V 波电压标测显示下基底部存在瘢痕。3.5mm 消融导管记录到双极信号，紫色代表电压振幅大于 1.5mV。此外，颜色标签可标记特别的位点，如双电位（蓝色）或碎裂电位（粉色）。在位于瘢痕和二尖瓣环之间的峡部，以紫色标记最佳起搏标测位点。Ao= 主动脉；LAO= 左前斜位；MV= 二尖瓣

其他影像形态，如延迟增强磁共振可提供更多的细节信息，帮助鉴别完全透壁性与仅存于心内膜或心外膜的瘢痕组织（图 10.12）。

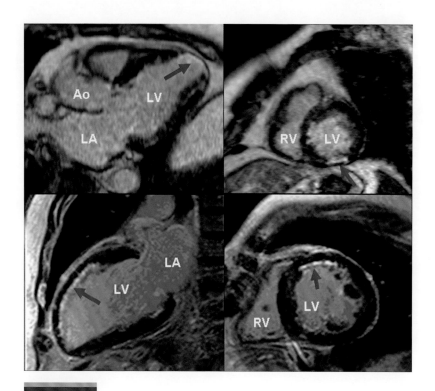

图 10.12

在不同体位下进行心脏磁共振以显示不同位置心肌瘢痕（箭头）的延迟增强。Ao=主动脉；LA= 左房；LV= 左室；RV= 右室

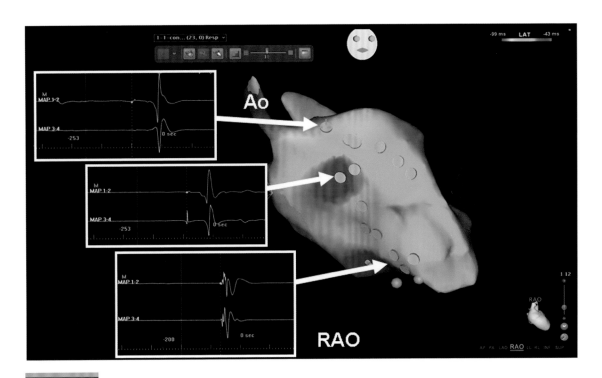

大约 10% ～ 20% 持续性单形性室速发生在结构正常的患者。室速起源于局灶，与浦肯野网相关。有数据显示室速可起源于假腱索或纤维肌束。其他起源包括左束支、二尖瓣环下壁和间隔旁区，以及需要在主动脉窦最低点进行消融的左室流出道。术者进行仔细三维标测，通过记录典型的高频电位定位束支的位置，通过在窦性心律时的延迟信号来确定朝向浦肯野网的连接（图 10.13）。

图 10.13

使用 CARTO 三维电解剖标测系统重建左室三维图。黄色标记高频尖锐浦肯野样电位，相应地调整局部激动。同时展示了相应位置的传导系统的左后分支电位。Ao= 主动脉；RAO= 右前斜位

扩张型心肌病

扩张型心肌病（DCM）为最常见的非缺血性心肌病，最重要的临床特征为充血性心力衰竭，常伴有晕厥和室性心律失常。有各种病因（遗传、病毒性、自身免疫性、中毒、围产期和特发性）导致心室结构异常，特征为有明确病史的左室功能不全和慢性心力衰竭。心室腔扩大，呈球型伴偏心肥厚和心肌重量增加（图 10.14）。通常，心内膜弥漫增厚，心房扩大。病理改变为非特异性的，可能为心肌细胞减少、肌原纤维丢失、间质纤维化和 T 淋巴细胞增多等联合改变。大约三分之一 DCM 病例存在纤维替代区域，其为持续性室速发生基质。左室基底部的瘢痕邻近二尖瓣环下壁和侧壁，其心外膜的瘢痕面积显著大于心内膜。

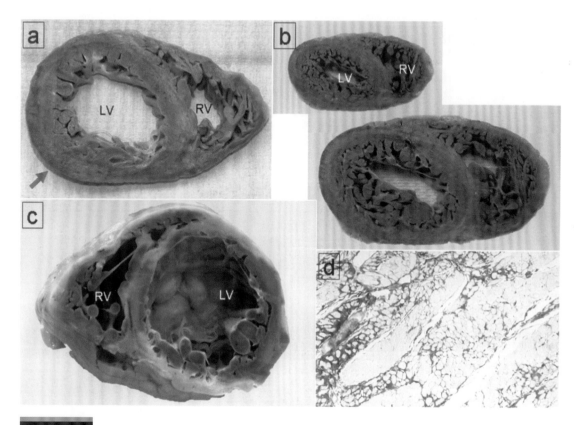

图 10.14

扩张型心肌病：（a）左室（LV）扩大伴偏心性肥厚，主要表现在侧壁和下壁（箭头）。（b）心脏两个切面显示左室扩张伴海绵样心肌。（c）病毒性心肌炎后左室扩张，呈现瘢痕区域（切断面的灰白色区）。（d）天狼星红（Sirius Red）染色的蜂窝样改变的间质纤维化延伸到密集的瘢痕中。RV= 右室。图片由英国伦敦 Harefield 医院的 Margaret Burke 医生提供

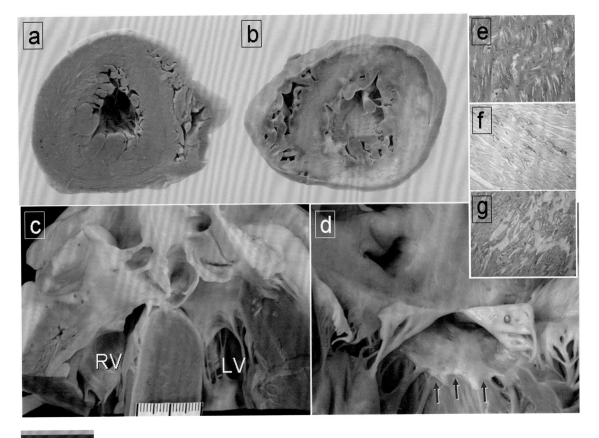

图 10.15

肥厚型心肌病：（a）对称性肥厚伴小心腔。（b）肥厚伴纤维化。（c）长轴切面表明室间隔凸入到左室流出道。（d）二尖瓣膜的前瓣已被切除，显示出室间隔心内膜增厚的病变部分（箭头）。早期组织学改变表现为一些紊乱（e）和纤维化增加（f），后期紊乱更常见围绕于局灶的纤维化（g）。LV=左室；RV=右室。除（c）图外的其他图片由英国伦敦 Harefield 医院的 Margaret Burke 医生提供

肥厚型心肌病

　　肥厚型心肌病（HCM）的最常见特征为左室重量增加伴心室壁肥厚和左室腔正常或减小（图 10.15）。肥厚可能为对称性，从而导致左室壁继发性增厚并心腔缩小。不对称性肥厚的病例表现为室间隔肥厚及左室侧壁近乎正常。这些病例以间隔基底部凸出至左室流出道，以及二尖瓣叶向前移动与室间隔左侧心内膜紧密接触为特征。病理学表明心肌细胞肥厚、紊乱和间质纤维化。在肥厚区域，较常出现纤维化替代和急性缺血的迹象。某些病例，HCM 可能进展到心室扩张、心室壁变薄伴纤维化替代，类似于扩张型心肌病。有时导管在缩小的左室腔内进行操作明显受限。由于左室壁绝对肥厚，常规或盐水灌注导管消融均具有挑战性。

心脏淀粉样变在超声心动图中的改变类似于 HCM，表现为左室壁和间隔部显著增厚。在心室肌，淀粉沉积在心肌细胞周围，呈晶格样外观。随着心肌细胞的死亡，淀粉沉积汇集成小结节。纤维化显著增加导致心肌硬化。

炎症性心肌病（或心肌炎）

心肌炎归类为获得性心肌病，其有发生室性心律失常（包括 VT 和心室颤动）的危险。不管是感染所致还是免疫原因，通常表现为心室扩大和泵衰竭，但有些病例看起来心腔不大。组织学改变包括间质水肿的局灶、多发局灶或弥漫性改变，炎症浸润，心肌细胞坏死和纤维化，在部分慢性病例中出现纤维化替代改变（图10.16）。◘

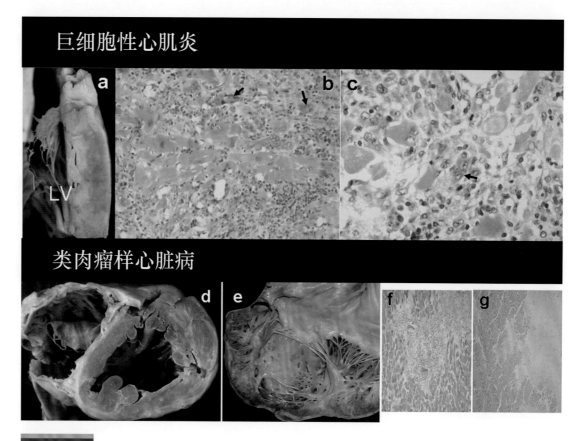

图 10.16

（a）图为巨细胞性心肌炎病例。（b）组织学的典型区域显示巨细胞（箭头），广泛的心肌细胞坏死伴密集多形性炎细胞浸润（富含大量嗜酸性粒细胞）在（c）图最为显著。（d）和（e）图为类肉瘤样心脏病，主要涉及间隔部、右室和左室（LV）下壁。心肌里出现白色纤维组织。组织学图片展示了圆形肉芽肿和周围心肌（f）以及瘢痕区域（g）。图片由英国伦敦 Harefield 医院的 Margaret Burke 医生提供

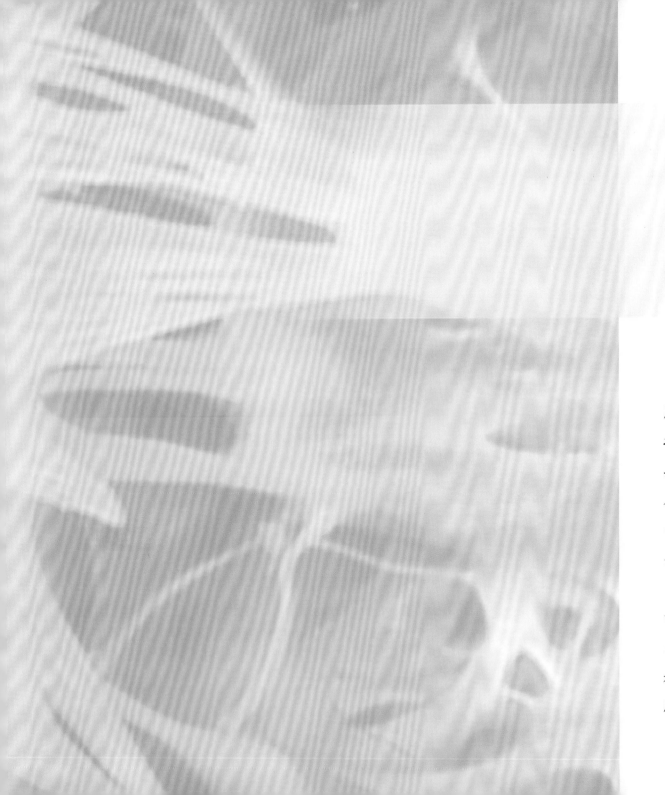

11

先天性心脏畸形

　　大约 1% 新生儿可出现先天性心脏病。由于过去几十年的诊断和治疗技术的进步，使得大多数患者在成年期才发病。因此，目前青少年和成年人的先天性心脏病的发病率明显升高。然而，长期以来的大部分早期治疗为补救性而非根治性，导致了更多医源性问题。由于基础解剖学与相应的外科修补术导致心脏在立体空间形态上发生显著改变，除血流动力学问题之外，诸多的心律失常的发生给心脏电生理医生以更多的挑战。当面对这些患者的时候，需要从三个方面来考虑。第一，彻底地理解一个患者形态学的变化是成功选择适当治疗技术的关键，比如术前进行影像学检查、是否使用三维标测系统、是否使用磁导航进行消融等等。只要有可能，一定要仔细查看外科记录，以便明确患者手术切口与插管的具体位置及采用何种外科术式。第二，尽管大多数的心动过速现象的发生似乎与瘢痕相关的折返有关，但我们还是要采取一些适当的措施来更好地理解心律失常发生的机制。第三，只有正确选择导管和置入途径才能保证心律失常的消融成功，并且在技术上来说，像房间隔穿刺术等技术要与逆行途径的方法进行比较选择。在这一章节，我们将讨论在电生理医生实践中遇到的一些普遍的心脏畸形现象。先天性心脏畸形的诸多变异和相应的外科治疗超出了本手册的范围。

法洛四联症

法洛四联症包括四种不同的解剖特征以及相应的不同的畸形类型：肺动脉瓣下漏斗部狭窄、室间隔缺损（VSD）、主动脉骑跨和右室肥厚。在解剖学上的标志是流出道间隔部前向头侧的偏移，这是导致肺动脉瓣下漏斗部狭窄的主要机制（图11.1）。另外，沿右室流出道前上壁走行的肥大的腔壁小梁也进一步加剧了肺动脉的狭窄。室间隔缺损口通常比较大，以致能够使动脉瓣通过室间隔（我们描述为骑跨）与双室相连。在这类心脏中，约75%的心脏的室间隔后下部边缘是在主动脉瓣-二尖瓣与三尖瓣之间（膜周部缺损）包绕着房室传导束的连续性纤维区域。通常来说，心脏的后下缘是肌肉层，与边缘的传导束有一段距离（见图11.1）。在两种类型的室间隔缺损中，房室传导束的分支通常分布于左侧，止于室间隔嵴部，但在一小部分病例中，房室传导束直接分布到室间隔嵴部。

所有患有法洛四联症的患者都会出现发绀的临床现象，是由于在心室水平出现左向右的分流。发绀的程度是由右室流出道的梗阻程度所决定的。姑息治疗，如Blalock-Taussig体－肺分流术以及其他的改良术，都是致力于扩增肺动脉血流量，但是在当今早期修补治疗中，标准的治疗时间窗是婴儿期。该治疗涉及减轻右室流出道的梗阻和室间隔缺损的关闭。这取决于先天肺动脉瓣的条件（普遍是混合型瓣和二尖瓣），肺动脉瓣需要修补甚至是替换。在晚期的修补中普遍采取的手段是瓣膜替换。总体来说，要减轻右室流出道梗阻的现象，是通过解除漏斗部的肌肉组织来实现的。大多数外科医生采取切除瓣隔膜腔壁过度增生肥大的小梁（其中包括肌肉组织）的方法，然而有些外科医生只切开肌肉，而不进行切除来减轻流出道的梗阻，并且放置一片补片来扩大右室流出道。在限制性肺动脉瓣环病例中，会使用反式环形的补片（transannular patch）（见图11.2）。流出道补片和VSD补片被嵌入狭窄的心肌峡部，这将成为形成大折返的关键区域。

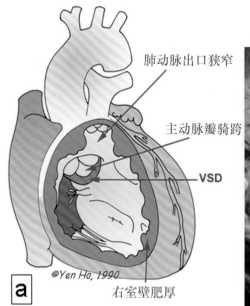

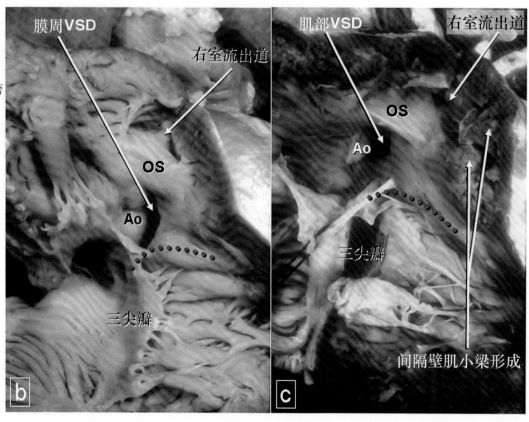

图 11.1

（a）图示法洛四联症的四个结构特征。
（b）和（c）图示右室流出道，前向头侧
的隔膜出口（OS）的偏离是肺动脉瓣下肌

层狭窄的重要解剖标志。间隔壁的小梁肥
厚造成了流出道的狭窄。主动脉瓣（Ao）
位于室间隔缺损（VSD）的顶部。红色虚

线表示房室传导束的走向以及右束支的延
续部分

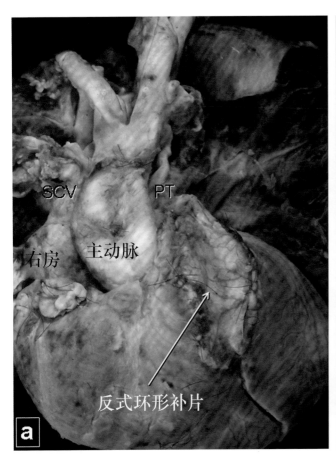

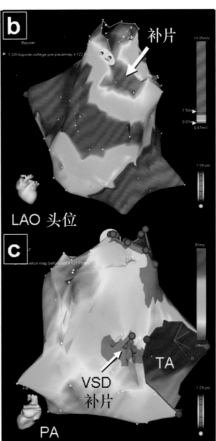

图 11.2

（a）反式环形的补片（transannular patch）被用于治疗法洛四联症的外科修补术中。（b）一个患有法洛四联症的患者采用反式环形补片的方法来治疗。右室三维标测图显示右室电压振幅的信息情况（红色区域代表低电压，紫色区域代表正常电压，右上图）。需要注意的是低电压区域与肺动脉瓣融合，使得围绕补片形成折返环路不可能发生。（c）同一个患者的心脏局部激动时间形成图示：红色代表右室间隔上部和下部的早期激动，是典型的右束支 QRS 综合向量的形态学表现。另外，由于室间隔缺损（VSD）修补造成的瘢痕呈灰色。LAO= 左前斜位；PA= 后前位；PT= 肺动脉干；SCV= 上腔静脉；TA= 三尖瓣环

完全性大动脉错位

有完全性大动脉错位的心脏（也可以称为 d-TGA），心房腔和心室腔处于正常的连接方式。但是主动脉从右室发出，而肺动脉干从左室发出（图 11.3）。通常还会伴随着缺损发生，如 VSD（40%～50%）、左室流出道梗阻（25%）和主动脉的缩窄（5%）。对于有完整的心隔膜足以维持适当的动静脉混合血流的病例，早期治疗是十分重要的，这类患者如果出生后卵圆孔与动脉导管闭合，应尽快区分开动静脉循环血流。通常，在心房水平，可以采取球囊房间隔造口术来实现动静脉血的混合。

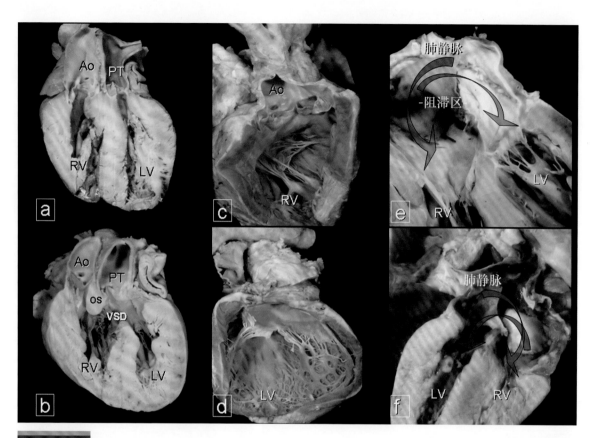

图 11.3

（a）图示具有完整的室间隔的完全性大动脉错位，它的流出道是平行的，而正常的流出道是相交的。（b）图示隔膜出口（OS）畸形进入右室（RV）伴室间隔缺损的完全性大动脉错位。（c）和（d）图示一个患有完全性大动脉错位的成人心脏。该患者在儿童期接受了外科修补术治疗（Mustard 手术），在心房水平转换了静脉血流。整个右室出现肥大，同时左室（LV）出现扩张和室壁变薄。（e）和（f）图示接受 Mustard 阻滞术后的心脏被分成两半和四腔。箭头分别表示肺循环（红色）和体循环（蓝色）静脉血流通路。Ao= 主动脉；PT= 肺动脉干；VSD= 室间隔缺损

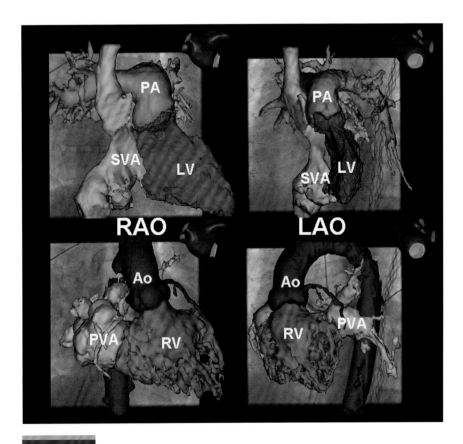

在完全性大动脉错位修补的更早期，主要专注于在心房水平上重排肺循环和体循环的静脉血流通路。通过构建一个由心房（Senning）组织或者心肌周围组织或者人工材料（Mustard）组成的屏障，横穿房间隔。肺静脉回流直接通过三尖瓣口，而体循环静脉回流直通二尖瓣口。在心房水平，这种血流交换的方法可以使循环恢复正常，但是通过右室承受体循环负荷，左室承担肺循环负荷来实现（图11.3）。从长期来看，患者通常会死于右心衰竭。在进行心房交换手术后的患者中，有报告接近一半的患者会出现房性折返性心动过速或非典型心房扑动（图11.4和图11.5）。心动过缓是很常见的，可能损伤

图 11.4

心脏磁共振成像（CMR）捕获的一名因大动脉错位接受了 Mustard 修补术的患者的三维重建图与进行房性折返性心动过速导管消融术时右前斜位（RAO）和左前斜位（LAO）的造影图像的叠加。上图（右前斜位和左前斜位）用亮蓝色表示体循环静脉侧和体循环静脉心房（SVA），紫色表示左室（LV），橙色表示肺动脉（PA）。可以看到像裤衩型轮廓的体循环静脉心房［将上腔静脉（SVC）和下腔静脉（IVC）看做腿，二尖瓣环相当于腰的位置］和苗条轮廓的左室。下图沙土颜色表示肺静脉侧以及肺静脉的心房（PVA），亮紫色表示右室（RV），红色表示主动脉（Ao）。注意 PVA 的轮廓，由右房和由隔板连接的肺静脉间隔以及肥厚的右室部分组成

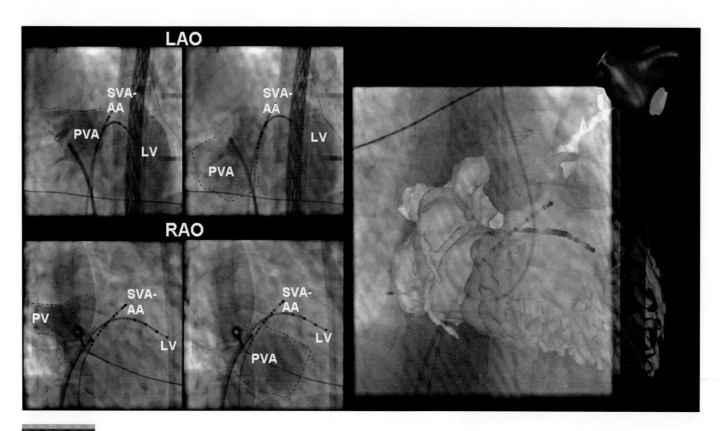

图 11.5

左边的四幅图示：右前斜位（RAO）和左前斜位（LAO）下一名由人工材料（Mustard）组成屏障的患者，在经食管超声引导下横贯隔板穿刺，将对比剂注射到肺静脉心房（PVA）。图中上面显示了对比剂在肺静脉（PV）的隔部，图下面部分描绘了右房间隔部分（红色虚线强调了对比剂）。照片来源于伦敦皇家 Brompton 医院的 Tom Wong 医生。右边的图片显示了在同一个患者，一条逆行的先进的磁导航导管位于左下肺静脉（图 11.4）。这幅三维重建图比图 11.4 更好地向我们展示了这条柔软的导管横穿主动脉瓣以及随后的三尖瓣环到以前的右房和隔板，再到肺静脉的隔部。因为磁导航导管是从远端来控制而不是从近端来调控的，所以在心脏多种变形后，这些标测过程能够不受限制地更容易到达特定的位置。AA= 心耳；LV= 左室；SVA= 体循环静脉心房

了窦房结及其周围组织和（或）相关供血动脉。

在过去的二十年里，在动脉水平，通过冠状动脉的转位来实现解剖纠正（Jatene手术）超越了心房转位。这种做法可以使左室承受体循环负荷。同时不会伴随心脏内膜的异常，而且也避免了广泛的心房、心室瘢痕形成。心律失常发生率也相对降低了。

对于患有左室流出道梗阻和室间隔缺损的患者来说，其普遍的治疗手段是Rastelli术。通过补片修补把VSD关闭，来实现左室流出道重新改向流出到主动脉。肺动脉干在主动脉瓣上结扎，并且用一个导管来连接右室和肺动脉干远端／肺动脉分叉点。在手术后长期随访中发现，有患者出现右束支传导阻滞或者心脏传导阻滞的现象，也有患者室性心动过速或者室上性心动过速进一步恶化。

功能性单心室：Fontan 手术

Fontan 手术最初是用来治疗三尖瓣闭锁类的心脏疾病，现在发展到可以用来治疗发育不良左室、肺动脉闭锁以及其他的单心室循环疾病（图11.6）。随着1968年第一例Fontan手术的实施，通过对最初的治疗方案不断地进行广泛修改，从而实现增加血流动力并降低术后出现血栓和心律失常的发生率（图11.7）。在接受心房肺动脉Fontan修补术后的患者中，年老后右房扩大并出现房性心律失常。为了减少心律失常，许多研究中心已经开始将心房肺动脉连接转变为心外或者心房内的腔静脉肺动脉连接。一些研究中心将这种转变手术与心律失常手术一并进行。

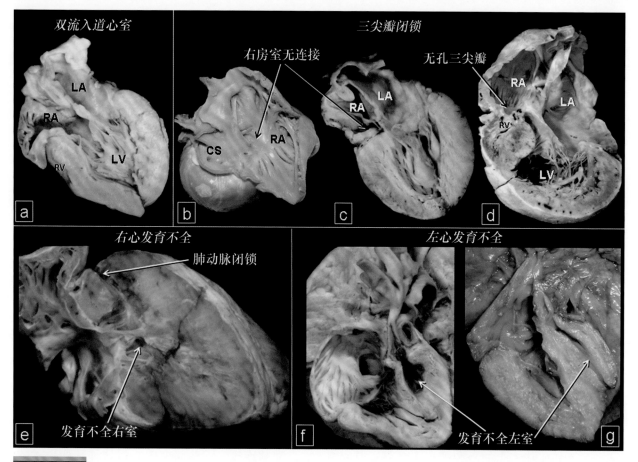

双流入道心室

右房室无连接

三尖瓣闭锁

无孔三尖瓣

右心发育不全

左心发育不全

肺动脉闭锁

发育不全右室

发育不全左室

图 11.6

图为单心室的心脏生理状态。(a)图示两个心房间隔都开口于同一个有着左室(LV)形态学特点的大心室。这个小的右室(RV)不直接连接右房,它的血流循环是通过左室的小的室间隔缺损(VSD)来实现的。(b)和(c)图示心脏处于三尖瓣闭锁的状态。所有通过右侧心房的静脉回流必须横穿房间隔进入左侧心房后再进入大的心室。(d)图心脏有一个无孔的三尖瓣,是三尖瓣闭锁罕见的形式,尽管其循环接近正常的循环。(e)图示一例拥有完整的室间隔的肺动脉瓣闭锁的病例,其出现了心肌肥厚从而导致了右室腔严重缩小。(f)和(g)图示两例左室发育不全的心脏。(f)图心室腔呈球形并伴有心内膜纤维弹性组织增生。CS= 冠状窦;LA 和 RA= 左房和右房

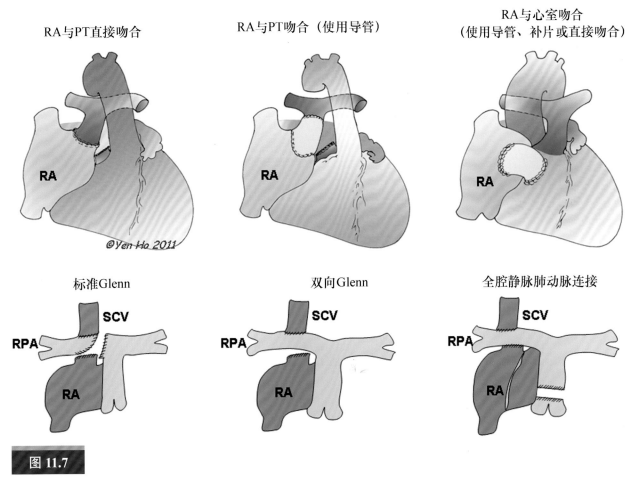

RA与PT直接吻合

RA与PT吻合（使用导管）

RA与心室吻合
（使用导管、补片或直接吻合）

©Yen Ho 2011

标准Glenn

双向Glenn

全腔静脉肺动脉连接

图 11.7

关于 Fontan 改良术、Glenn 以及全腔静脉肺动脉连接（TCPC）的图解。

PT= 肺动脉干；RA= 右房；RPA= 右肺动脉；SCV= 上腔静脉

图 11.7 显示了一些不同类型的 Fontan 手术和其他改良术，在心外或者横向隧道技术进行的全腔静脉肺动脉连接（TCPC），双向 Glenn 术，还有 1½ 心室修补。在早期的 Fontan 手术中患者的过大的右房会出现心律失常，而在接受 TCPC 的患者的心房目标腔里需要逆行通路或者是横过隔膜通道（transbaffle access）。在一个补片横过三尖瓣环的患者，心房组织边缘只能逆行到达，可能作为三尖瓣周围心房折返的关键峡部（图 11.8）。

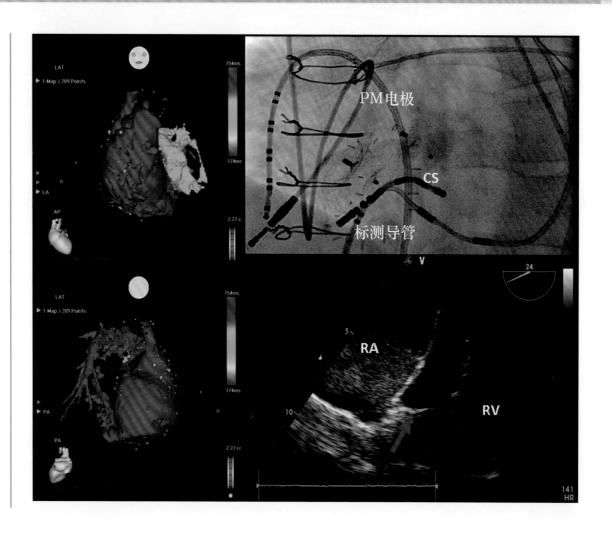

图 11.8

左图显示的是一例三尖瓣闭锁患者经过 Fontan 缓解术后经磁共振成像的三维图像。右图描绘的是一例用补片横跨三尖瓣治疗的有左室双入口的患者。超声心动图显示了一个无法经静脉途径接触的在补片后面的心房边缘组织。右上图显示了一个逆行、先进的柔软磁导航导管（经过主动脉瓣和室间隔缺损通路）横穿三尖瓣环直达补片后面。闭合装置被预先植入体内来阻止补片漏。CS= 冠状窦；PM= 起搏器；RA= 右房；RV= 右室

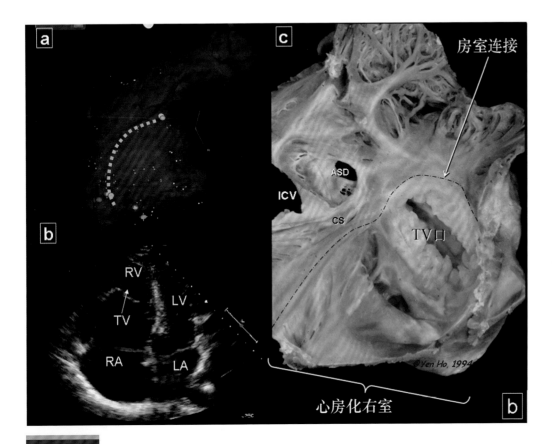

图中标注：房室连接、ASD、ICV、CS、TV口、RV、TV、LV、RA、LA、心房化右室、©Yen Ho, 1994

图 11.9

埃布斯坦综合征（Ebstein 畸形）

在埃布斯坦综合征中，隔膜和三尖瓣的后下叶的连接部分被顶上的右室腔到房室交界区的部分所取代。可有效工作的瓣膜口也被置换了，并且取决于小叶的形态学特点，可能会狭窄。在大多数病例中，不同程度地改变三尖瓣的回流会导致小叶的畸形，后果就是会引起右房肥大。在一定的人群中，还会出现其他额外的畸形，例如心房瓣缺损、卵圆孔未闭，或者还会出现肺动脉瓣闭锁和右室流出道阻塞。

（a）图显示一例三尖瓣下移畸形患者经磁共振成像形成的三维重构图像，其中用白色虚线标记的区域是三尖瓣环的瓣叶被置换的部分。（b）图示另一个患者通过 4 腔的超声心动图形成的图像，同样也描绘了瓣膜的置换部分。重要的是，三尖瓣环的心电位置并没有因为瓣膜的置换而受到影响。然而，用碎裂心室电图技术去推断是十分困难的。辨别确切的插入通路位点的关键是通过不同的起搏操作来区别心房和心室成分所发出的局部信号。（c）图为一个患有埃布斯坦综合征的患者的图片，展示了深入右室（RV）的隔膜和三尖瓣（TV）后下叶的连接线被取代的区域。虚线部分所描绘的是房室交界区的部分，被房室沟和右冠状动脉的走行所标记。由于瓣膜口的顶上移位，导致了心脏有了更大的房化右室，起着心房循环的功能却有着心室肌。ASD= 房间隔缺损；CS= 冠状窦；ICV= 上腔静脉；LA 和 RA= 左房和右房；LV= 左室

尽管在解剖研究报告中，患有埃布斯坦综合征的患者的房室交界区的形成没有任何缺陷，但普遍以为其形成不佳使得患者出现心室预激的发生率相对较高（6%～30%）。临床上，右侧和多个附属房室连接常被报道。但是附加结室连接和附加束室连接（又称 Mahaim 纤维）也比在一般人群中更为常见。其后底层被描绘为是由一束特定的心肌层和位于三尖瓣环前外侧缘至右束支的退化结节融合而成。除了在附加通路中出现心律失常的现象外，还会发生不同类型的心动过速，例如，房性异位性心动过速、心房扑动、折返性心动过速、心房颤动（特别是发生在扩大的右室中），还有室性心动过速也会发生。

房间隔缺损和卵圆孔未闭

这些先天性缺陷常伴随着附加的心脏畸形，它们通过不同程度的心房分流来分类。当有隔离时，只有当分流容积较大时先天性心脏病的缺损才出现临床表现，即使如此，一个独立的心房分流能够被耐受很多年。形态学上，心房相通有许多的类型，但是从严格意义上来说，只有在卵圆孔界限范围内的缺陷才算得上是真正的房间隔缺损（图 11.10）。最常见的房间隔缺损是指卵圆瓣上的缺陷，也称为继发性房间隔缺损。后一术语是指继发性胚胎孔缺损，而不是原发性房间隔缺损（详见第 7 章）。当胚胎孔完全缺如时，房间隔缺损口通常很大。

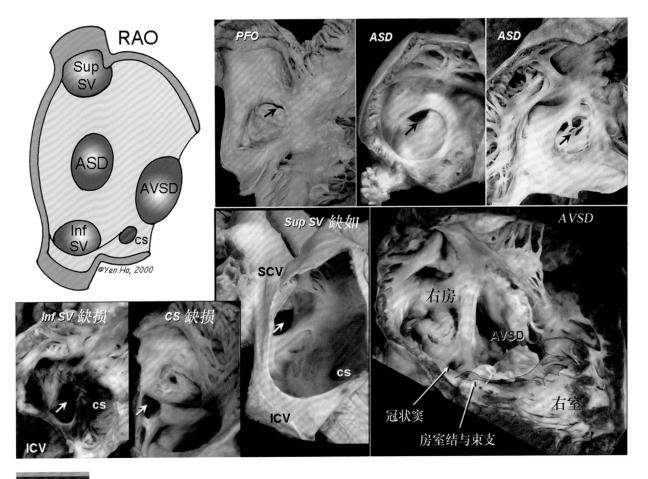

图 11.10

图为房间隔缺损（ASD）和心房相通的图解。卵圆孔未闭（PFO）通常呈裂缝状位于卵圆窝的前头部（箭头）。卵圆窝的缺陷可以从小洞到多处穿孔不等。上腔静脉窦（Sup SV）缺如是指在上腔静脉（SCV）孔的房室间隔处心房相通，卵圆窝是完整的。相似地，下腔静脉窦（Inf SV）缺如是指在下腔静脉（ICV）的入口出现缺口。冠状窦（CS）缺损是在冠状窦口部出现缺口，使得在所谓的无顶冠状窦处出现心房相通。在房室水平上，房室间隔缺损（AVSD）通常是一个很大的通道，图中显示了具有心房和心室两种成分缺损的类型。房室结和房室束被后下方的室间隔所替换（虚线区域），从而导致室间隔直连房室交界区。RAO= 右前斜位

缺陷有不同的大小和形状。瓣膜可以有单个或者多个穿孔，形状像渔网，也可能是动脉瘤。在正常人群中，大约有五分之一的人的卵圆窝能够较好地形成并且大到可以很好地与窝周围的肌肉缘重叠，但是在前上部分四分之一处有着类似裂缝状的缺口，使探针或者导管能够从右房穿到左房（图 11.10）。这个裂缝被称为探针卵圆孔未闭（PFO），代表着这一胎儿通道使血流可以从右房流到左房。在胎儿期，下腔静脉的血流优先地通过欧氏瓣流入通道中，在出生后，欧氏瓣向肌性部分关闭，裂缝消失，并消除了所有分流通道。心房壁会因为心房的舒张而伸展，此时，欧氏瓣会显得不够充足。多年来，对于卵圆窝未闭和 PFO，医生都采用外科手术直接缝合和应用补片进行缝合。在现代，随着微创技术的发展，许多的缺口通过导管介入得以闭合，从而避免了右房出现缝合的伤口和穿刺遗留下来的痕迹。

更不常见的是上腔静脉窦缺陷（见图 11.10），在 ASD 中这种类型的发病率为 5%～15%，但是却在真正的间隔之外，因为它的位置处于上腔静脉的开口处。由于静脉口造成了缺口的顶部，上腔静脉直接汇入到了两个心房腔。通常来说，位于右肺上方的肺静脉与上腔静脉汇合进入心房。与之类似的情况是位于下腔静脉开口处的下腔静脉窦缺陷，不过后者出现的概率较低。由于缺损边缘的构造，在治疗上下腔静脉窦缺陷时通常用补片来关闭缺口，而不是用装置来进行。不过在将来随着针对这一特殊类型的装置的发展，这一情况也可能会有所改变。

所谓的原发孔型房间隔缺损属于房室间隔缺损（AVSD）的一种。心脏有房室连接环，此类缺损的顶部是房间隔游离缘（卵圆孔通常无损），其余部分是相互连接的上方和下方瓣膜，瓣膜覆盖于肌性室间隔顶部。当相连瓣膜附着于肌性顶部，侧通道位于心房层面，呈现房间隔缺损的特点。然而，房室间隔缺损还包括了相连瓣膜不附着于肌型顶部的类型，这一类型被称为完全性房室间隔缺损，此类缺损的通道发生于心房和心室层面。在这些常见畸形中，房室结常常出现异位，存在于后下方室间隔插入心房处；房室传导穿支从瓣环位置经过（图 11.10）。这类缺损可以通过外科手术方式使用 1 ～ 2 个补片进行修补。冠状窦口到异位房室结期望修复位置的距离决定了缝线经过的位置，以免损伤传导组织。修补术后，部分患者的冠状窦血流汇入右房，而另一部分患者窦口在补片后方，使得静脉血流汇入左房。

如果不进行修补治疗，房间隔缺损患者到 40 岁以后面临发展为心房颤动与心房扑动的高风险，而在 20 岁以前进行修补则少见进展为心律失常。对于进行过修补手术的患者来说，再次进行穿间隔操作会变得困难。无论是通过外科手术补片或者器械封堵进行修补，手术造成的屏障可以成为折返性心动过速的中央阻滞区。更常见情况下，右房的切口瘢痕是心房折返性心动过速的成因。尤其是当切口瘢痕位于右房本身而不是上腔或下腔静脉时，则形成了 8 字折返的良好基质。◨

临床操作难点

12
临床操作难点与技巧

电生理研究（EPS）中，有时看起来很容易的手术也很难顺利完成。大多数时候，在标准方法失败时，可选择替代方法以节省时间。有时一个小小的提示可能会导致不同结果。

三尖瓣环贴靠的难点

特别是合并较长的下位峡部时，导管很难贴靠固定在瓣环上。从右前斜位看，从冠状窦开口（根据冠状窦电极的转折点位置判断）到下腔静脉的距离，在下腔静脉所有导管均重叠在一起，因此可选择合适的导管贴靠方法。若失败，导管可沿着右房游离壁打个大弯反向贴靠三尖瓣环（图 12.1）。当完全反向时，通过松弯可确认是否贴靠。

另外一个替代方法是使用长、预成形或可调弯鞘来稳定导管并维持导管-组织之间的良好贴靠。

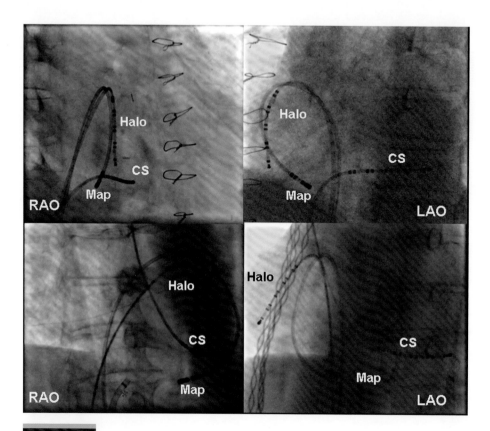

图 12.1

采用替代途径贴靠右房下位峡部消融心房扑动的示例。这些方法允许不同的消融导管-组织贴靠方向，当采用传统途径不能达到双向阻滞时，可考虑选择这些途径。上图示在右前斜位（RAO；左图）和左前斜位（LAO；右图）导管沿着右房游离壁打个大弯进行贴靠。下图示消融导管跨过三尖瓣环于右室侧环行贴靠瓣环。这是个很有价值的方法，特别是在怀疑消融线的心室侧存在传导漏点时。CS 和 Halo= 冠状窦电极和多极环状导管；Map= 消融导管

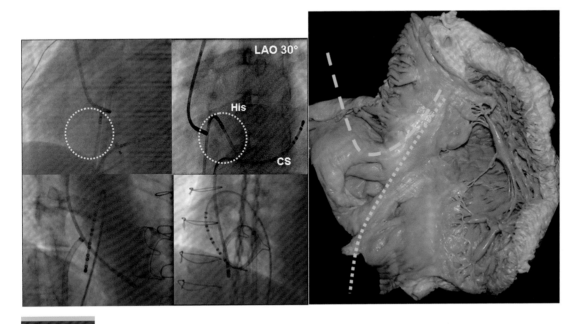

图 12.2

三尖瓣环前侧部分

在三尖瓣环周围，很难维持导管的稳定贴靠。经颈内静脉或锁骨下静脉的上腔静脉途径相对容易贴靠三尖瓣环（图 12.2）。

有时将消融导管稳定贴靠于三尖瓣环还是很具有挑战性的。特别是 His 束旁或前侧壁部分，经颈内静脉或锁骨下静脉的上腔静脉途径可改善导管头端与组织贴靠，避免消融过程中的移位（左上两幅图）。左下两幅图表明三尖瓣置换术后右房扩大，导管经上腔静脉途径成功贴靠于下位峡部的传导漏点（经下腔静脉途径多次失败，包括使用长鞘支撑方法）。从右房室连接处打开心房和切除部分顶壁的大体标本在右前斜位展示了间隔部分。虚线、点线分别代表了经上腔静脉途径和经下腔静脉途径贴靠三尖瓣环前侧壁。CS= 冠状窦导管；His=His 束记录导管；LAO= 左前斜位

冠状窦

经股静脉途径很难进入冠状窦近端，特别是近端分支，如心中静脉。在冠状窦口直接造影，例如使用 AL2 弯曲导管，可明确看到任何畸形改变，譬如不同大小的憩室，将导管直接贴靠于憩室颈部还是很困难的。经上腔静脉途径相对容易放置冠状窦电极，即使冠状窦入口存在较大的静脉瓣（图 12.3）。

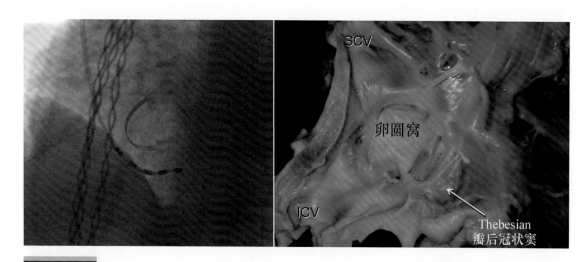

图 12.3

经上腔静脉途径放置冠状窦电极于靠近或位于冠状窦开口内的后间隔位置。粉红色箭头表示偏心室侧（较大 V 波）逆时针旋转导管进入冠状窦口。右侧标本展示了冠状窦口隐藏在较大的 Thebesian 瓣膜后面，该瓣膜裂缝样开口直接朝上。ICV 和 SCV= 下腔静脉和上腔静脉

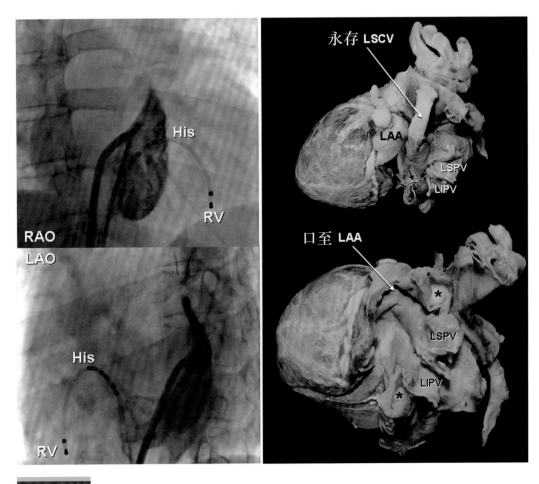

图 12.4

左图：一例永存左上腔静脉（LSCV）患者的冠状窦口。注意到房室结偏离常规位置和冠状窦明显扩张。右图：合并永存左上腔静脉的心脏纵切面。该静脉走行跨过左心耳（LAA）和左肺静脉（LSPV、LIPV）之间。纵切开 LSCV（小箭头），打开的左房显现出肺静脉内口（星号）及其肌层内壁。His=His 束记录导管；LAO 和 RAO= 左前斜位和右前斜位；RV= 右室

永存左上腔静脉

永存左上腔静脉发生率大约为 0.3%，其通过冠状窦直接进入右房（图 12.4）。这提示左房斜静脉（Marshall 静脉）完全开放。其沿着左房侧壁在左心耳和左肺静脉之间从上至下，然后沿着后壁和下壁与冠状窦汇合。通常这些病例存在冠状窦扩张。由于冠状窦的扩张，冠状窦壁似乎很薄，但部分病例可内嵌有肌袖。扩大的冠状窦可能会被误诊为房间隔缺损。一旦怀疑存在左上腔，可直接造影证实冠状窦扩张（图 12.4）。

肺静脉造影

相比于其他肺静脉，有时候部分肺静脉开口很难进入。对于很多术者，导管进入右下肺静脉难度最大，主要是因为太靠近卵圆窝。直接前送导管很容易导致穿间隔鞘管退出左房，采用多功能造影管的逐步方法非常有用（图 12.5）。

一个替代的方法为根据左前斜位选择导管，然后朝左房后壁旋转，同时进行造影。该技巧类似于可调弯鞘管的打大环固定（图 12.6）。

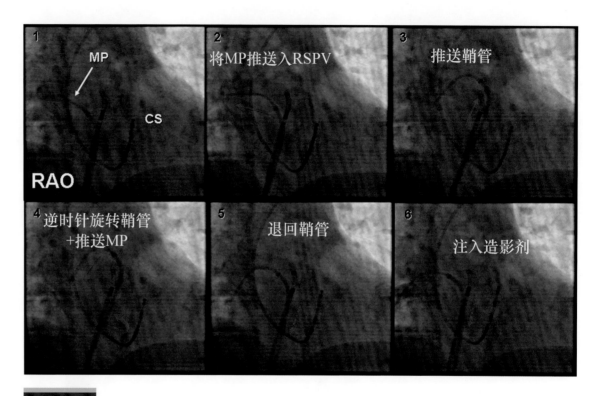

图 12.5

有时右下肺静脉（RIPV）很难直接造影，同时很容易将穿间隔鞘管误退至右房。采用较大内径的多功能造影导管（MP，头端有标志及侧孔）可以很顺利地进行造影。从右上肺静脉（RSPV）开始，MP 前端较长部分伸出穿间隔鞘管直至充分暴露弯曲。然后前送穿间隔鞘管，MP 自动弯曲，其头端伸出右上肺静脉。轻推造影剂并缓慢前送 MP，即可容易找到右下肺静脉开口。若 MP 头端进入肺静脉开口，则回撤鞘管，MP 可自动弹入肺静脉。随即分别进行右前斜位（RAO）和左前斜位造影。当从鞘管中回撤 MP 时，必须首先逆时针旋转鞘管，将其从肺静脉退至左房。最后经 MP 小心前送穿间隔鞘管。CS= 冠状窦

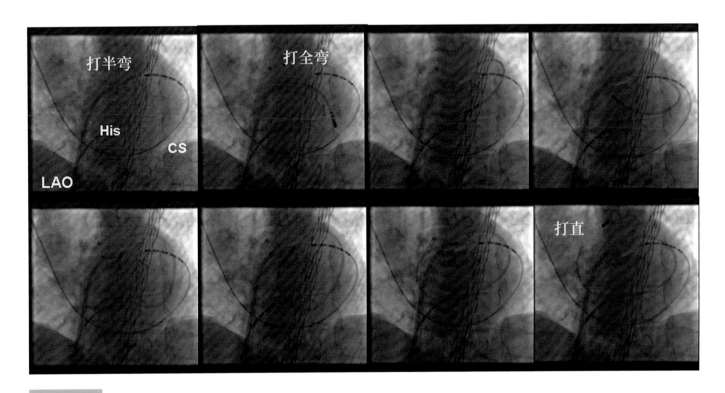

图 12.6

可采用"大环"方法贴靠肺静脉（PVs）间隔侧。所有图片均为左前斜位（LAO）。首先为半弯曲导管，前送导管直至导管硬杆部分出鞘。然后导管打个大弯，继续沿左房顶壁前送导管。通过伸直导管，可以很容易地贴靠左房顶壁或肺静脉间隔部分。CS= 冠状窦；His=His 束电极

导管操作技巧

特别是操作非直线性导管如环状导管，应谨慎操作避免导管嵌顿在乳头肌或二尖瓣环（图 12.7）。另外一个要点就是保持导管与尾线连接而随时记录心电信号以指导导管操作：腔内电图的心室信号清晰可见时表明导管已经很靠近二尖瓣环；心房电位消失时必须即刻进行两个垂直体位透视，以排除导管误入心室。

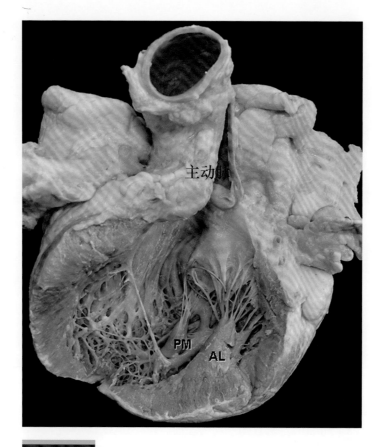

主动脉

PM

AL

图 12.7

环状导管操作的其中一个潜在的并发症为导管跨过二尖瓣环（当导管靠近瓣环时可见明显 V 波）。一旦导管进入左室，导管很容易被腱索或乳头肌（PM）头端嵌顿。可尝试非常细心地顺时针旋开导管。若该方法失败，只能求助于心外科医生避免损坏二尖瓣。AL= 前瓣叶

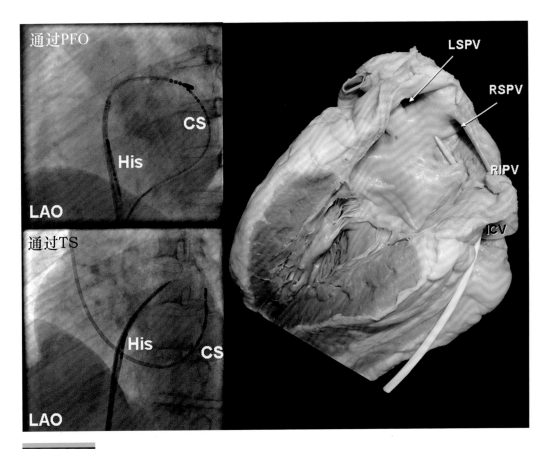

常见左房穿孔位置

最常见的左房穿孔位置之一为与房间隔穿刺点相反方向而靠近顶壁的位置。尽管穿刺装置的扩张管头端相对柔软，但由于内嵌了穿刺针（即使穿刺针没有伸出扩张管），其头端还是很锋利。左房顶壁靠近左上肺静脉开口处很容易穿孔，而术者很难于第一时间发现，所以在较短时间内导致心脏压塞。鉴于穿孔为机械性撕裂伤口，而非穿刺所致，多数病例需要外科手术修补（图 12.8）。相比于常规房间隔穿刺位点，经过未闭卵圆孔的穿刺点位置更高，使得左房顶壁的穿孔风险增加。

图 12.8

经房间隔（TS）穿刺的一个危险就是导管（或者扩张鞘和其他设备）经未闭的卵圆孔（PFO）到达左房较高的位置，例如左房（LA）顶壁（左上图）。相比于左下图的正常房间隔穿刺位置，经过未闭的卵圆孔的指引鞘管位置更高。右图：该途径由于经过未闭卵圆孔直接朝向左房前壁或顶壁，心房壁较薄，会出现小的凹陷。CS= 冠状窦；His=His 束记录导管；ICV= 下腔静脉；LAO= 左前斜位；LSPV、RIPV 和 RSPV= 左上、右下和右上肺静脉

房间隔穿刺过程中的心脏穿孔

若房间隔穿刺点距离常规卵圆窝的位置过高，穿刺鞘管可能穿出心脏，直接进入大动脉。主动脉靠前贴近卵圆窝的前边缘，而肺动脉干更加靠前。若穿刺点特别靠前，就有可能损伤肺动脉（图12.9）。于右前斜位仔细检查确定房间隔穿刺位点，借助 His 束电极或无冠窦内的猪尾巴导管明确标记主动脉，可减少并发症发生风险。如果房间隔穿刺点特别靠上，就可能穿破左房顶壁和肺动脉分叉处或者左肺动脉。于心腔内监测房间隔穿刺针头端压力，若记录到典型的左房压力就可确认房间隔穿刺针顺利进入左房。当房间隔穿刺针继续前送顶住左房壁或顶壁时，压力曲线再次变平坦或升高，这一现象警示术者可能即将出现心脏穿孔。

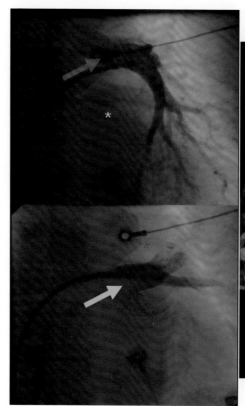

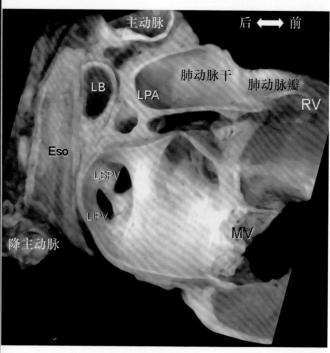

图 12.9

房间隔穿刺的一个较罕见并发症为意外导致邻近组织穿孔，例如肺动脉（PA；左列图）。上图为左房造影，而下图示左上肺静脉（LSPV）显影。彩色箭头和星号分别表示其他解剖结构位置（注意体表心电图电极贴片也可作为位置参考！）图片来自英国伦敦皇家 Brompton 医院 Dr.T.Wong。右图：一个解剖标本的长轴切面展示了左房部分位于房间隔后面，以及心房至左肺动脉（LPA）和肺动脉主干的关系。Eso= 食管；LB= 左支气管；LIPV= 左下肺静脉；MV= 二尖瓣；RV= 右室